# 基于环糊精的超分子天然药物化学

杨丽娟　主编

科学出版社
北京

# 内 容 简 介

本书共分为 6 章,主要介绍了环糊精化学概述,环糊精/天然药物包合物的制备及表征、包合行为、性能和理论研究方法,以及环糊精构筑天然药物的主客体化学研究等方面。基于课题组近年来对环糊精的超分子天然药物化学的研究,并结合国内外最新研究进展,本书重点介绍了环糊精与黄酮、萜类、生物碱、木脂素、香豆素、甾体、醌类、挥发油和其他类等天然药物的主客体化学研究。本书内容适量,重点突出,可读性强。

本书适合作为高校化学、化工、医药等专业的研究生及本科生的参考书,亦可供从事超分子化学、药物化学、化工的科研人员以及环糊精生产企业技术人员参考。

**图书在版编目(CIP)数据**

基于环糊精的超分子天然药物化学 / 杨丽娟主编 . —北京:科学出版社,2020.5

ISBN 978-7-03-064764-1

Ⅰ.①基⋯ Ⅱ.①杨⋯ Ⅲ.①环糊精–超分子结构–生药学–药物化学–研究 Ⅳ.①R284

中国版本图书馆 CIP 数据核字(2020)第 054419 号

责任编辑:霍志国 / 责任校对:杜子昂
责任印制:吴兆东 / 封面设计:东方人华

**科 学 出 版 社** 出版
北京东黄城根北街 16 号
邮政编码:100717
http://www.sciencep.com

**北京凌奇印刷有限责任公司** 印刷
科学出版社发行 各地新华书店经销

*

2020 年 5 月第 一 版 开本:720×1000 1/16
2020 年 5 月第一次印刷 印张:7 3/4
字数:159 000
POD定价: 88.00元
(如有印装质量问题,我社负责调换)

# 本书编者名单

主　编　杨丽娟　云南民族大学

编　者(以姓氏笔画为序)：

马水仙　云南民族大学

陈　文　云南大学

杨云汉　云南民族大学

杨　波　昆明理工大学

杨　丽　云南民族大学

张建强　普洱学院

杨俊丽　云南民族大学

林　军　云南大学

钏永明　云南民族大学

周树娅　云南民族大学

赵　芳　云南民族大学

黄　超　云南民族大学

# 前　言

　　超分子化学是研究分子间通过非共价键相互作用形成的复杂有序且具有特定功能的分子聚集体的一门新兴交叉学科。超分子药物化学是超分子化学在药学领域的新发展和重要研究领域。超分子化学药物具有良好的安全性、低毒性、高疗效、高生物利用度等诸多优点而备受关注,显示出超分子化学药物巨大的发展潜力。迄今已有多种超分子化学药物应用于临床,更多的超分子体系正在作为候选药物进行临床研究开发。天然药物一直是药物先导化合物的重要来源,但有效成分自身结构的因素造成其在理化性能上存在许多缺点,影响了药学性能。通过环糊精与药物配位包合制备环糊精药物包合物,是改善药物理化性质的一个重要方法。近年来,国内外的许多科学工作者致力于天然药物与环糊精的超分子化学研究,进一步推动了超分子化学学科的发展。本书编者长期从事环糊精与天然药物的主客体化学研究,基于前期的研究工作,并结合国内外本领域的最新研究进展,尝试编写了本书。然而文献资料浩如烟海,本书仅汇编与我们工作相关的主要研究成果。

　　本书编者的相关研究工作得到了国家自然科学基金项目(21762051、21562048、21162042)、云南省高校科技创新团队以及云南省高校重点实验室的资助,在此一并致以衷心的感谢! 同时感谢科学出版社对本书出版工作的大力支持!

　　超分子化学是涉及领域非常广泛的一门交叉性学科,由于作者水平有限,编写过程中难免有疏漏和欠妥之处,敬请读者批评指正,以便适时进一步修改和完善。

编　者

2020 年 4 月于昆明

# 目　　录

# 第1章 环糊精化学概述

## 1.1 超分子化学概述

超分子化学是化学领域一门高度交叉的学科,与生命科学、材料科学、物理科学、数学科学和信息科学息息相关,是当代化学研究的前沿之一。超分子化学的产生和发展是符合人类认识发展规律的,是应人类认识自然的需要而产生的一门学科。众所周知,物质是由分子组成,分子是由原子组成,原子或原子团之间以共价键为基础形成了成千上万个自然界本来没有的化合物。传统的有机化学的研究对象是分子通过共价键的断裂与形成而发生转变,而较少关注分子之间的非共价键的相互作用。随着科学家们对分子认识的不断积累和提高,以及化学与其他学科的相互渗透和交叉,人们发现许多新颖的现象不仅与单分子的信息有关,还与分子的有序、有层次的聚集密切相关,这就推动化学从分子层次迈向分子以上的层次,超分子化学应运而生[1]。超分子化学是在共价键形成分子的化学研究基础上,化学和其他学科的交叉发展兴起的一门新学科,真正突破了共价键的范畴,将共价键、分子间弱相互作用力融为一体,组成更复杂、更具功能性,甚至更有序的多分子体系。1987 年,三位科学家 Pedersen、Lehn 和 Cram 获得了诺贝尔化学奖,标志着超分子化学的发展进入了一个崭新的时代[2]。2016 年,诺贝尔化学奖授予法国科学家 Sauvage、美国科学家 Stoddart 和荷兰科学家 Feringa,以表彰他们在"人工分子机器的设计与合成"领域的重大贡献[3]。分子机器是一个新兴的研究领域,致力于构建分子水平上的机器。超分子化学在分子机器的研究中起到至关重要的作用,从一定意义来说,这是继 1987 年以来,诺贝尔化学奖第 2 次授予超分子研究领域的科学家[4]。

追溯超分子化学发展的历史,1967 年 Pedersen 发现冠醚的基本性质[5],随后美国化学家 Cram 和法国化学家 Lehn 提出主–客体化学的概念[6],超分子化学逐步走向了大众世界,开启了化学发展的新时代。1992 年超分子化学(*Supramolecular Chemistry*)创刊。1996 年,由 Lehn 教授担任总编和其他超分子化学家一起编著的巨作《超分子化学大全》(*Comprehensive Supramolecular Chemistry*)出版问世[7],进一步推动了超分子化学的发展。《超分子化学大全》主要包括分子识别、环糊精、生物有机体系和生物无机体系的超分子反应性及传输、固态超分子化学、超分子化学中的物理方法以及超分子技术等内容[2]。

Lehn 指出超分子化学是超越分子概念的化学[8],它研究的对象是非共价键弱相互作用力形成的复杂有序且具有特定功能的分子聚合体,也可以说是对共价键分子化学的一次升华、一次质的飞越。非共价键弱相互作用普遍存在于各种分子之间,包括分子之间的静电力、氢键、疏水作用和范德华力作用。而借助这种相互作用的能量和立体化学的特性能设计出受体(主体)分子,进一步形成超分子,从而可选择性与底物(客体)分子结合,完成分子的识别、转换和传输等功能[9]。

在众多化合物中,大环化合物冠醚(crown ether)、环糊精(cyclodextrin)、杯芳烃(calixarene)、葫芦脲(cucurbituril)分别是超分子化学研究中的第一、第二、第三、第四代主体化合物的代表(图 1.1),是超分子化学领域中研究最为广泛且较深入的里程碑分子。近年来,柱芳烃(pillararene)作为新一类第五代大环主体化合物,因其具有简单而对称的结构、易于合成修饰和良好的主客体性质也引起了人们越来越多的关注。

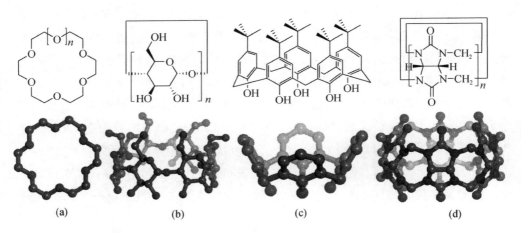

图 1.1　四代经典的大环分子:(a)冠醚;(b)环糊精;(c)杯芳烃;(d)葫芦脲

此外,穴醚[10]、环多肽[11]、环蕃[12]、卟啉[13]、树状分子[14]、酞菁[15]、富勒烯[16]、碳纳米管[17]等许多超分子课题也受到众多化学科研者的密切关注。不仅如此,许多具有新颖结构且性能优异的分子受体被设计合成[7]。

冠醚作为第一代大环分子,在 1976 年由 Pedersen 教授偶然发现,这种具有特定结构的大环主体分子受到科学家们的广泛关注,Cram 教授以冠醚与伯胺盐为研究对象首次提出“主客体化学”概念[18-20]。1891 年 Villiers 教授在经芽孢杆菌发酵过的淀粉中发现了第二代超分子大环主体——环糊精,它是由 6~8 个 $D$-吡喃葡萄糖单元构成,呈截顶圆锥状,具有内亲脂外亲水的结构特点且自身无毒性,在药物制剂工业中可用于增强药物水溶性,改善药物的理化性能,被广泛应用于药物载体[21,22]。继冠醚和环糊精之后,德国科学家在对苯酚与甲醛水溶液加热反应的研究中发现了一个大环分子,由于其外形与希腊式酒杯相似而被称为“杯芳烃”[23]。随后,德国科学家 Behrend 等通过尿素、乙二醛和甲醛之间的简单反应首次合成了葫芦脲,由于葫芦脲有极强的主客体键合能力,且在分子识别与组装方面有着广泛的研究与应用,因此葫芦脲被称为第四代大环分子[24,25],这四代大环分子的出现,极大推动了超分子化学的进步。而新第五代大环化合物柱芳烃,首先于 2008 年由 Ogoshi 课题组[26]和 2009 年由曹德榕课题组[27]研究发现,它是一种由对苯二酚及其衍生物在苯环的对位通过亚甲基桥连而形成的环状寡聚体。最常见的柱芳烃由 5 个、6 个或者 7 个对苯二酚单元构成,分别对应柱[5]芳烃(pillar[5]arene)、柱[6]芳烃(pillar[6]arene)和柱[7]芳烃(pillar[7]arene)(图 1.2)。

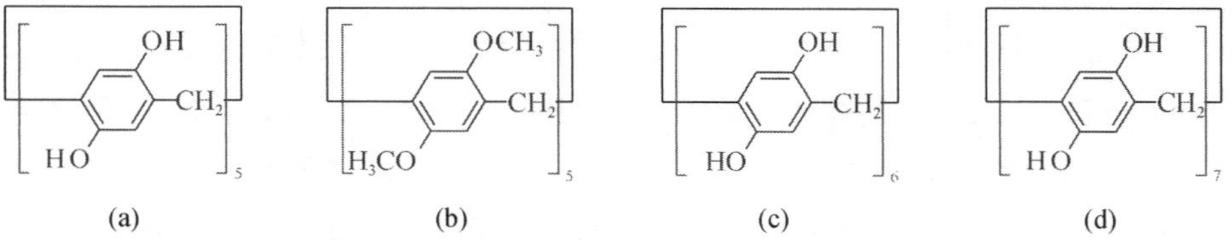

图 1.2　柱[5]芳烃(a,b)、柱[6]芳烃(c)、柱[7]芳烃(d)的结构

主客体化学作为超分子化学的一个重要研究领域,越来越受到科学界和工业界的重视。作为传统超分子化学领域内的明星分子,环糊精具有毒性低、生物相容性好[28,29]等特点,包合能力优良,与客体分子包合后可改变其理化性能[30],提高其溶解度、稳定性[31-33]等。因此,环糊精主客体化学是超分子化学研究的核心内容之一,它指的是主体对客体分子通过非共价键力的相互作用,选择性结合并产生某种特定功能的过程[2]。主客体分子识别可分为对离子客体的识别和对分子客体的识别(图 1.3)。同时分子识别也是分子组装体信息处理的基础,更是组装高级结构

的重要途径之一。环糊精作为第二代主体,对于分子识别的研究工作有极其重要的意义,并且在药物制剂中也有十分重要的地位和应用前景。

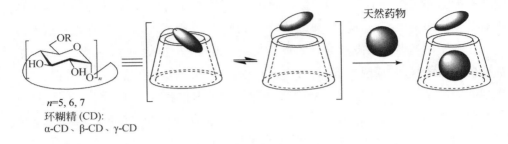

图 1.3　环糊精的分子识别模式

## 1.2　环糊精的结构

环糊精(cyclodextrin,CD)是淀粉在没有水分子参与的情况下,经环糊精葡萄糖基转移酶发酵后得到的由 D-吡喃葡萄糖通过 α-1,4-糖苷键连接的环状低聚物,是一种半天然化合物[34,16]。环糊精家族主要包括三种环状低聚物,分别是 α-CD、β-CD、γ-CD 和一些次要量微的环状低聚糖。α-CD 由六个葡萄糖单元组成,也称环状六聚糖、环状麦芽六糖、环状六直链淀粉、Schardinger's α-糊精;β-CD 由七个葡萄糖单元组成,也称环状七聚糖、环状麦芽七糖、环状七直链淀粉、Schardinger's β-糊精;γ-CD 由八个葡萄糖单元组成,也称环状八聚糖、环状麦芽八糖、环状八直链淀粉、Schardinger's γ-糊精。α-、β-和 γ-环糊精的结构如图 1.4 所示。

为了更清楚地了解环糊精的立体分子结构,研究者通过 X 射线晶体衍射、红外光谱和核磁共振等波谱分析方法发现,组成环糊精的 D-吡喃葡萄糖结构单元都属于椅式构象,除了 C(6)—O(6)键外,其余各葡萄糖单元结构如 C(1)—O(4)—C(4)不能够围绕糖苷键自由旋转,从而使得环糊精分子的立体结构呈现的是一种截锥状外形的分子,而不是圆筒状分子。目前为止,由于环张力和空间立构,少于六个葡萄糖单元的环糊精还不能稳定存在[35]。在 20 世纪 50 年代大于八个环的支链环糊精曾被报道过,但由于产率较低且难以纯化,因此没有被广泛应用。

环糊精是一类截锥状的大环分子,其吡喃葡萄糖单元均采取未扭曲的椅式构象($^4C_1$ 构象)。从吡喃葡萄糖单元 $^4C_1$ 构象结果显示,6 位上的羟基是伯羟基,它们

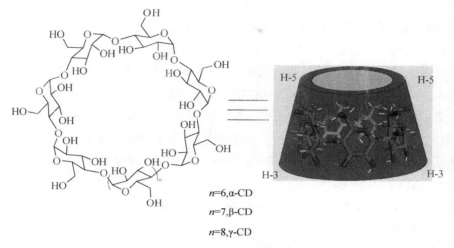

$n$=6,α-CD

$n$=7,β-CD

$n$=8,γ-CD

图 1.4　α-、β- 和 γ- 环糊精的结构

位于环的一侧,构成了环糊精截锥状结构的主面,形成了较窄的端口,或称为小口端;2,3 位的羟基是仲羟基,它们位于环的另一侧,构成了环糊精截锥状结构的次面,形成了较阔的端口,或称为大口端。C3 和 C5 上的氢原子指向环糊精的空腔,与糖苷键的氧原子一起构成环糊精的内壁。由于糖苷键的氧原子上的孤对电子指向空腔内部,使空腔内部的电子云密度增强,从而形成富电性的疏水空腔,外侧的众多羟基则构成了环糊精亲水的外壁[36-38]。

## 1.3　环糊精的基本性质

环糊精是超分子化学中最主要的主体化合物之一,其最常见类型有 α-CD、β-CD 和 γ-CD 三种环糊精。其中,β-CD 的圆筒两端有 7 个伯羟基与 14 个仲羟基,其分子间或分子内的氢键阻止了水分子的水化,使 β-CD 水溶性降低。然而,γ-CD 由于空腔尺寸相对较大,且具有一定的柔性,所以其水溶性高于 α-CD 和 β-CD。一般情况下,环糊精在水中的溶解度随着温度的升高而升高。因此,可通过重结晶法提纯环糊精。由于 α-CD、β-CD、γ-CD 和 β-CD 衍生物在葡萄糖单元数上和基团上存在差异,因此导致几种环糊精在空腔尺寸,溶解度等性质上也存在一些差异。环糊精没有固定的熔点,一般在温度高于 200℃时逐渐开始分解。环糊精具有非还原的端基,因此可与蒽酮呈显色反应应用于环糊精定量测定;部分环糊精在酸性环境下会发生水解,产生非环状麦芽糖、寡聚糖和葡萄糖;此外,环糊精还能阻碍淀粉分解,如可以抑制马铃薯磷酸化酶、菠菜叶脱支酶等[34]。

在常见的环糊精及其衍生物中,β-CD 由于其空腔大小适中、易于制备、生产成本低廉,且空腔尺寸易于芳香药物匹配,使其在药物制剂中有实际应用价值。但另一方面,β-CD 的水溶性低,使其应用在一定程度受到限制。因此,研究水溶性大、应用更广泛的 β-CD 衍生物成为研究热点,以期望筛选到优良的药物辅料。近年来,研究较多的是将甲基、乙基、羟丙基和羟乙基等基团引入 β-CD 与羟基进行烷基化反应合成 β-CD 衍生物。目前,β-CD 衍生物作为药物辅料常见的有二甲基-β环糊精、三甲基-β 环糊精、2-羟乙基-β 环糊精和 2-羟丙基-β 环糊精等。表 1.1 列出了 α-CD、β-CD、γ-CD、二甲基-β 环糊精、三甲基-β 环糊精和 2-羟丙基-β-环糊精的一些基本性质。

**表 1.1　部分环糊精及其衍生物的基本性质[39,40,41,2]**

| 环糊精 | 缩写符号 | 分子量 /(g/mol) | 空腔直径 /nm | 空腔高度 /nm | 溶解度[a] /(g/L) |
|---|---|---|---|---|---|
| α-环糊精 | α-CD | 972 | 0.47 ~ 0.53 | 0.79 | 145 |
| β-环糊精 | β-CD | 1135 | 0.60 ~ 0.66 | 0.79 | 18.5 |
| γ-环糊精 | γ-CD | 1297 | 0.75 ~ 0.83 | 0.79 | 232 |
| 二甲基-β-环糊精 | DM-β-CD | 1331 | 0.6 | — | >500 |
| 三甲基-β-环糊精 | TM-β-CD | 1429 | 0.4-0.7 | — | >500 |
| 2-羟丙基-β-环糊精 | 2-HP-β-CD | 1380 | — | — | >600 |

a 在 25℃时水的溶解度。

## 1.4　环糊精及其衍生物的制备

环糊精的制备是一项系统工程,其制备方法主要包括发酵法和化学合成法。目前,环糊精的制备大都采用发酵法,化学合成法相对使用较少,这主要由于化学合成法的路线较复杂,产率低,无法完全替代淀粉酶降解法。

### 1.4.1　环糊精的制备

1. 发酵法

1891 年 Villiers 第一次报道通过在淀粉上培养酪酸梭状芽胞杆菌制备环糊精

的方法[16]，1903 年 Schardinger 报道了可通过胶质芽孢杆菌制备环糊精[42]。发酵法是制备环糊精最原始的方法，目前环糊精的工业化生产最主要是通过环糊精糖基转化酶（CGT 酶）降解淀粉来实现，该方法主要是基于环糊精糖基转化酶（CGT 酶）的催化而生成环糊精，首先通过软化芽孢杆菌产生一定的环糊精糖基转化酶（CGT 酶），然后作用于淀粉而进行制备。然而，由于高分子量的环糊精形成速度相对低分子量环糊精的形成速度低，因此大部分 CGT 酶最初生成的是 $\alpha$-CD，而 $\beta$-CD 是在 $\alpha$-CD 发生二级反应后才蓄积的，通过控制反应条件，可分别获得 $\alpha$-CD、$\beta$-CD 和 $\gamma$-CD 等三种常见的环糊精，它们分别包含六个、七个和八个 $\alpha$-(1,4)糖苷键。连接的 $\alpha$-$D$-吡喃葡萄糖苷元，通过 CGT 酶催化反应，经过环化和偶联等步骤制得（图 1.5[43,34]）。

$$环化 \quad G_n \rightleftharpoons \alpha\text{-CD}+\beta\text{-CD}+\gamma\text{-CD}+G_{n(6+7+8)} \quad (a)$$

$$偶联 \quad G_n \rightleftharpoons G_i(i=1,2,\cdots) \quad (b)$$

图 1.5　CGT 催化的反应（$G=\alpha$-$D$-葡萄糖单元，$n$＝G 单元的个数）

2. 化学合成法

环糊精自被报道以来，其生产主要是采用软化芽孢杆菌产生的环糊精糖基转化酶（CGT 酶）作用于淀粉而进行制备。但由于芽孢杆菌种的酶系不纯，容易受其他菌的污染，且需要一些有毒的有机溶剂，如三氯乙烯、四氯乙烷等形成包结物后才能得到产品，不能完全应用于食品中，所以环糊精的应用受到了一定的限制。在后期的研究工作中，研究者们报道了通过化学合成法成功制备了环糊精。例如，1985 年，Ogawa 和 Takahashi 报道了一种通过保护葡萄糖己糖衍生物的分子内环化，用三丁基锡烯丙氧化物处理麦芽糖八乙酸酯，成功制备了 $\alpha$-CD[44]。2002 年，Wakao 等报道了一种制备 $\alpha$-CD 和 $\delta$-CD 的方法[45]，该方法以麦芽糖为原料，首先将其转化为中间体 I（硫苷），以邻苯二甲酰为交联剂进行糖基化反应，通过环状酯末端烯丙基的分裂和环内烷糖基化作用即可得到 $\alpha$-CD。用同样的方法以麦芽三糖为原料可合成得到 $\delta$-CD（图 1.6）。

### 1.4.2　环糊精衍生物的制备

近年来，环糊精与药物包合的主客体化学研究在超分子化学领域取得了飞速发

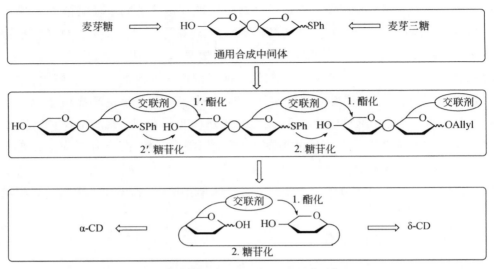

图 1.6   环糊精化学合成示意[45,34]

展。但天然的环糊精与客体发生包合作用时包合物的包合常数仅为 $1 \times 10^2 \sim 1 \times 10^4$,且主客体在溶液被稀释的条件下很容易发生脱包现象,因此导致天然环糊精在实际的应用中受到了一定的限制[14]。尤其是天然的 β-环糊精在水和有机溶剂中具有较低的溶解性,使其在溶液中的应用受到了限制。因此,对天然环糊精进行修饰合成,寻找水溶性较大的环糊精衍生物,改善天然环糊精的理化性质已成为研究的热点。

环糊精衍生物的制备,最为广泛应用的方法还是化学修饰,根据应用的需要,在保持环糊精分子结构基本骨架不变的基础上,利用天然环糊精分子上的羟基、C—O、C—H 等基团进行氧化、酯化、交联和醚化等发生化学反应而制得。目前为止,天然环糊精的修饰合成技术仍在不断成熟和完善,极大地丰富了环糊精的类型,扩展了环糊精在药剂学中的应用,进一步推动了环糊精与复杂天然药物分子的主客体化学研究。其中,由于 β-CD 廉价易得、空腔适中,因此茸衍生物研究最多,β-CD 的衍生物主要从构成 β-CD 的基本单元(D-吡喃葡萄糖)结构上的羟基为出发点,修饰反应主要是通过反应活性相对较强的 C-2、C-3、C-6 位的羟基,C—O 和 C—H 键的断裂来实现的。在酸性条件下活性顺序为:C-2>C-3>C-6;强碱条件下:C-6 活性是最大的,因此最容易生成 6 位取代物,这是因为强碱条件下 C-2、C-3、C-6 位的羟基都被活化,但 C-6 位位阻较小,取代基团最容易进入,所以强碱条件下以 C-6 位为主[46]。然而,由于环糊精分子量较大且自身的结构特点,所以在环糊精修饰合成的研究工作中,纯化和分离是一直是最艰难的挑战。

根据引入基团种类的不同,环糊精衍生物类型大致可分为以下几种类型:烷基化衍生物、酰基化衍生物、胺类衍生物、卤化衍生物、6-脱氧衍生物、含硫衍生物、甲硅烷基衍生物、羧基衍生物和酚类衍生物等。其中,最常见的 β-CD 衍生物是将甲基、乙基、羧甲基、羟丙基和羟乙基与 $D$-吡喃葡萄糖单元上的羟基进行烷基化反应生成的烷基化环糊精衍生物。

在众多的环糊精衍生物中,胺类衍生物能极大地提高天然环糊精的水溶性,因此其研究最为广泛。胺类衍生物衍生物的合成大都需经过中间产物对甲苯磺酰基修饰 β-环糊精(简写为 6-OTs-β-CD)来实现特定基团的修饰,这样作为中间产物及原料的 6-OTs-β-CD 合成在环糊精化学修饰过程中就显得非常重要,图 1.7 为 6-OTs-β-CD 合成路线图。

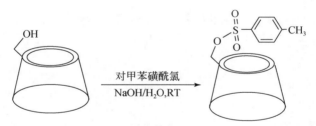

图 1.7　6-OTs-β-CD 的合成路线[47]

目前单取代 6 位 β-环糊精胺类衍生物的合成主要是通过 β-CD 先与对甲苯磺酰氯反应生成 6-OTs-β-CD,然后经 6-OTs-β-CD 与亲核试剂作用生成目标化合物。例如,图 1.8 列举了乙二胺-β-CD 的合成路线图。

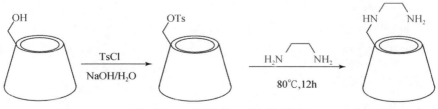

图 1.8　乙二胺-β-CD 的合成路线[47]

## 1.5　环糊精在药物制剂中的应用

环糊精富电性的疏水空腔和亲水性的外壁,使其能够选择性地包合各种无机、有机和生物小分子,从而进一步构筑超分子聚集体。药物制成环糊精包合物后,其理化性质将显著得到改善。环糊精包合技术在药物制剂中的应用主要包括以下几方面:增加药物的溶解度[48],提高药物的稳定性[48],促进药物吸收和提高生物利用度[48],作为缓释和靶向制剂的载体[48-50],掩盖药物的不良气味和味道,降低药物刺激性和减轻毒副作用,将液态药物粉末化等[51]。然而,通常由于药物自身不同的理化性质和环糊精类型的差异,环糊精在药物制剂中发挥的作用会有所不同。

环糊精及其衍生物作为药物辅料已被许多国家药典收载,并且在美国、日本和许多欧洲国家已经有含 α-CD、β-CD、γ-CD 和 HP-β-CD 等不同环糊精的药品上市,品种多达 30 多种[52,53],其剂型包括片剂、针剂、胶囊剂、栓剂和滴眼剂等。部分代表性含环糊精的药物制剂见表 1.2。

**表 1.2　含有环糊精的代表性药物制剂**[52, 53]

| 药物/环糊精 | 商品名 | 制剂 | 国家或地区 |
|---|---|---|---|
| 前列腺素 E1/α-CD | Prostavastin Rigidur | 静脉注射剂、冻干粉针剂 | 日本 欧洲 美国 |
| 前列腺素 E2/β-CD | Prostarmon E | 舌下片剂 | 日本 |
| 利马前列腺素-1206/α-CD | Opalmon | 片剂 | 日本 |
| 吡罗昔康/β-CD | Brexin, Flogene, Cicladon | 片剂、栓剂、口服液 | 欧洲、巴西 |
| 大蒜油/β-CD | Xund,Tegra,Allidex,Garlessence | 包衣片 | 欧洲、美国 |
| 贝奈克酯/β-CD | Ulgut, Lonmiel | 胶囊 | 日本 |
| 碘/β-CD | Mena-Gargle | 含漱剂 | 日本 |
| 硝酸甘油/β-CD | Nitropen | 舌下片剂 | 日本 |
| 噻洛芬酸/β-CD | Surgamil | 片剂 | 日本 |
| 皮质甾醇/HP-β-CD | Dexacort | 液体剂、漱口剂 | 欧洲 |
| 伊曲康唑/HP-β-CD | Sporanox | 液体剂 | 美国 |
| 苯海拉明/β-CD | Stada,Reisepastille | 片剂 | 欧洲 |

续表

| 药物/环糊精 | 商品名 | 制剂 | 国家或地区 |
|---|---|---|---|
| 氯霉素/M-β-CD | Chlorocil | 滴眼剂 | 日本 |
| 奥美拉唑/β-CD | Omebeta 20 | 肠溶胶囊剂 | 欧洲 |
| 西沙比利/HP-β-CD | Prepulsid | 栓剂 | 欧洲 |
| BenexateHCl 盐酸贝奈克酯/β-CD | Ulgut, Lonmiel | 胶囊 | 日本 |
| Cefotiam hexetil HCl/α-CD | Pansporin T | 片剂 | 日本 |
| Nicotine/β-CD | N Nicorette, icogum | 舌下片剂、咀嚼片 | 欧洲 |
| Nimesulide/β-CD | Nimedex | 片剂 | 欧洲 |
| Nitroglycerin/β-CD | Nitropen | 舌下片剂 | 日本 |
| Omeprazol/β-CD | Omebeta | 片剂 | 欧洲 |
| Tiaprofenic acid/β-CD | Surgamyl | 片剂 | 欧洲 |
| Cisapride/2-HP-β-CD | Propulsid | 栓剂 | 欧洲 |
| Mitomycin/2-HP-β-CD | Mitozytrex | 静脉注射剂 | 欧洲、美国 |
| Itraconazole/2-HP-β-CD | Sporanox | 口服制剂、静脉注射剂 | 欧洲、美国 |
| Chloramphenicol/甲基化-β-CD | Clorocil | 眼滴液 | 欧洲 |
| 17β-Estradiol/甲基化-β-CD | Aerodiol | 鼻喷雾剂 | 欧洲 |
| Diclofenac sodium/2-羟丙基-γ-CD | Voltaren | 眼滴液 | 欧洲 |
| Voriconazole/磺酰丁基醚-β-CD | Vfend | 静脉注射剂 | 欧洲、美国 |
| Ziprasidone mesylate/磺酰丁基醚-β-CD | Geodon, Zeldox | 肌肉注射剂 | 欧洲、美国 |

近年来,随着生物信息学、基因组学的发展以及越来越多药物靶点结构研究的深入,科学家们对化合物与药靶之间的结构与活性之间的关系有了进一步的认识,从而指导合成候选先导化合物,以进行新药的开发。这使得药物开发由筛选周期长、工作量庞大和成本浩大的传统模式,转入这种高效率的新型筛选模式。众所周知,每年化学合成的具有较强药理活性的候选药物成千上万,但真正能进入市场的寥寥无几,很大程度是由于大部分化合物都存在溶解性差的问题。环糊精包合技术可改善其溶解度,提高药物溶出度,进而制备成适合药用的各种制剂。可以解决药物在制剂和体内遇到的一些难以解决的问题,为药物新剂型、新制剂的开发提供有效的方法。目前,环糊精包合技术的应用已成为药物开发研究的热点之一,相信未来环糊精包合物在药物制剂中将会有十分广阔的应用前景。

　　天然药物又称为中草药,是药物的一个重要组成部分。近年来,环糊精修饰合成技术应用的不断成熟完善,极大扩展了环糊精的应用范围,尤其冲破了环糊精空腔尺寸大小的限制,使其对复杂天然药物分子识别的研究成为可能。将天然药物作为一个基本筑块,构筑分子组装体药物。这是一项具有理论和应用价值的工作,有望提高天然药物的水溶性、稳定性、生物利用度以及靶向性,提高药效活性,减少药物的毒副作用,为天然药物新剂型的研究和开发拓展一条新的通道。

## 参 考 文 献

[1] 斯蒂德 J W. 超分子化学[M]. 北京:化学工业出版社,2006.

[2] 刘育. 超分子化学:合成受体的分子识别与组装[M]. 天津:南开大学出版社,2001.

[3] Leigh D A. Genesis of the nanomachines:The 2016 Nobel Prize in Chemistry[J]. Angewandte Chemie International Edition,2016,55(47):14506-14508.

[4] (a)强琚莉,蒋伟,黄飞鹤,等. 分子机器的设计与合成——2016 年度诺贝尔化学奖成果简介[J]. 科技导报,2016,34(24):28-33.
　　(b)李盛华,张瀛溟,刘育. 人工分子机器的历史、现状、展望[J]. 科学通报,2016,61(36):3917-3923.

[5] (a)Pedersen C J. Cyclic polyethers and their complexes with metal salts[J]. Journal of The American Chemical Society,1967,89(26):7017-7036.
　　(b)Pedersen C J. The discovery of crown ethers[J]. Angewandte Chemie International Edition,1988,27:1021-1027.

[6] (a)Cram D J. The design of molecular hosts,guests,and their complexes[J]. Angewandte Chemie International Edition,1988,27:1009-1020.
　　(b)Lehn J M. Supramolecularchemistry- scope and perspectives,molecules,supramolecules,and molecular devices[J]. Angewandte Chemie International Edition,1988,27:89-112.

[7] Szejtli J. Introduction and general overview of cyclodextrin chemistry[J]. Chemical Reviews,1998,98:1743-1754.

[8] Lehn J M. Perspectives in supramolecular chemistry-from molecular recognition towards molecular information processing and self-organization[J]. Angewandte Chemie International Edition,1990,29:1304-1319.

[9] (a) Lehn J M. Supramolecular chemistry[J]. Science,1993,260:1762-1763.
　　(b) Lehn J M. Supramolecularchemistry:concepts and perspectives[M]. Weinheim:VCH,1995.

[10] Ogoshi H, Mizutani T. Multifunctional and chiral porphyrins: model receptors for chiral

recognition[J]. Accounts of Chemical Research,1998,31(2):81-89.

[11] Cram D J. Cavitands:organic hosts with enforced cavities[J]. Science,1983,219(4589):1177.

[12] Li X,Sinks L E,Rybtchinski B,et al. Ultrafast aggregate-to-aggregate energy transfer within self-assembled light- harvesting columns of zinc phthal- ocyaninetetrakis (perylenediimide) [J]. Journal of the American Chemical Society,2004,126(35):10810-10811.

[13] Miller S A,Martin C R. Redox modulation of electroosmotic flow in a carbon nanotube membrane[J]. Journal of the American Chemical Society,2004,126(20):6226-6227.

[14] Cram D J,Cram J M. Container molecules and their guests[M]. Cambridge:The Royal Society of Chemistry,1994.

[15] Del Valle E M. Cyclodextrins and their uses:a review[J]. Process biochemistry,2004,39(9):1033-1046.

[16] Villiers A. Sur la fermentation de la féculeparl'action du ferment buty- rique [J]. Compets Rendus de I'Académie des Sciences,1891,112:536-538.

[17] Betzel C,Saenger W,Hingerty B E,et al. Topography of cyclodextrin inclusion complexes,part 20. circular and flip- flop hydrogen bonding in. betacyclodextrinundecahydrate:a neutron diffraction study[J]. Journal of the American Chemical Society,1984,106(24):7545-7557.

[18] Zhang Z,Wu M,Wu R,et al. Preparation of perphenylcarbamoylated β-cyclodextrin-silica hybrid monolithic column with "One-Pot" approach for enantioseparation by capillary liquid chromatography[J]. Analytical Chemistry,2011,83(9):3616.

[19] Watanabe S, Sato S, Ohtsuka K, et al. Electrochemical DNA analysis with a supramolecular assembly of naphthalene diimide,ferrocene,and β-cyclodextrin[J]. Analytical Chemistry,2011, 83(19):7290-7296.

[20] Ghosh S,Badruddoza A Z M,Uddin M S,et al. Adsorption of chiral aromatic amino acids onto carboxymethyl- β- cyclodextrin bonded $Fe_3O_4/SiO_2$, coreshell nanoparticles [J]. Journal of Colloid and Interface Science,2011,354(2):483-492.

[21] Guieu S,Sollogoub M. Multiple homo- and hetero- functionalizations of alphacyclodextrin through oriented deprotections[J]. Journal of Organic Chemistry,2008,73(7):2819-2828.

[22] Yang L J,Chang Q,Zhou S Y,et al. Host- guest interaction between brazilin and hydroxypropyl-β- cyclodextrin:preparation,inclusion mode,molecular modelling and characterization[J]. Dyes and Pigments,2017,150(2018):193-201.

[23] 曹飞. 杯芳烃的研究进展[J]. 江西化工,2003,(3):36-38.

[24] Kimoon K. Cucurbiturils:new players in noncovalent assembly[M]. Wiley- VCH Verlag GmbH & Co. KGaA,2010.

[25] Pischel U, Uzunova V D, Patricia Remón, et al. Supramolecular logic with macrocyclic input and competitive reset[J]. Chemical Communications, 2010, 46(15):2635-2637.

[26] Ogoshi T, Kanai S, Fujinami S, et al. Para-bridged symmetrical pillar[5]arenes: their lewis acid catalyzed synthesis and host-guest property[J]. Journal of American Chemical Society, 2008, 130(23):5022-5023.

[27] Cao D, Kou Y, Liang J, et al. A facile and efficient preparation of pillararenes and a pillarquinone [J]. Angewandte Chemie International Edition, 2009, 48(51):9721-9723.

[28] Huang Y, Zhang N N, Zhang J. Pohyvinyl alcohol cortaining beta-cyclodextrin linear high polymer [J]. Journal of Clinical Rehabilitative Tissue Engineering Research, 2009, 13(16):3185-3188.

[29] 霍涛涛,陈旭,张倩,等. 他克莫司环糊精包合物的制备及肠吸收研究[J]. 中国新药杂志, 2018, 27(16):1918-1926.

[30] Wang F, Bao X, Fang A, et al. Nanoliposome-encapsulated brinzola-mide-hydropropyl-β-cyclodextrin inclusion complex: a potential therapeutic ocular drug-delivery system[J]. Front Pharmacol, 2018, 9:91.

[31] 何瑶,徐晓玉,陈红,等. 卡前列甲酯-羟丙基-β-环糊精包合物的制备和评价[J]. 中国新药杂志, 2018, 27(6): 637-643.

[32] Deng Y H, Pang Y H, Guo Y F, et al. Host-guest inclusion systemsof daidzein with 2-hydroxypropyl-β-cyclodextrin (HP-β-CD) and sulfobutyl ether-β-cyclodextrin (SBE-β-CD): preparation, binding behaviors and water solubility[J]. Journal of Molecular Structure, 2016, 1118:307-315.

[33] 周云,符旭东,毕诗涛. 盐酸奈必洛尔-羟丙基-β-环糊精包合物的制备及表征[J]. 中国新药杂志, 2018, 27(8):954-959.

[34] 何仲贵. 环糊精包合物技术[M]. 北京:人民卫生出版社, 2008.

[35] M C J, D B, J P S. Towards synthetic molecular muscles: contraction and stretching of a linear rotaxane dimer[J]. Angewandte Chemie International Edition, 2000, 39(18):3284-3287.

[36] Wenz G. Cyclodextrins as building blocks for supramolecular structures and functional units[J]. Angewandte Chemie International Edition, 1994, 33:803-822.

[37] Harata K. Structural aspects of stereodifferentiation in the solid state[J]. Chemical Reviews, 1998, 98(5):1803-1828.

[38] Connors K A. The stability of cyclodextrin complexes in solution[J]. Chemical Reviews, 1997, 97 (5):1325-1358.

[39] Szejtli J. Chemistry, physical and biological properties of cyclodextrins [J]. Compr Supramolecular Chemistry, 1996, 3:5-40.

［40］ W A, Weller P J. Handbook of pharmaceutical excipients- 7th edition［J］. Pharmaceutical Development & Technology,2013,18(2):544-544.

［41］ 郑俊民. 药用辅料手册［M］. 北京:化学工业出版社,2005,218-222.

［42］ Schardinger F. Überthermophile bakterien aus verschiedenen speisen und milch, sowie üëber einige umsetzungsprodukte derselben in kohlenhydrathaltigen näahrlösungen, darunter krystallisierte polysaccharide(Dextrine) aus Stär- ke［J］. Z. Untersuch. Nahr. U. Genussm, 1903,6:865-880.

［43］ Le Bas G,Rysanek N. Cheminform abstract:structural aspects of cyclodextrins［J］. Cheminform, 1990,21(12):105-130.

［44］ Ogawa T,Takahashi Y. Total synthesis of α- cyclodextrin［J］. Carbohydrate Research,1985, 138(1):5-9.

［45］ Wakao M,Fukase K,Kusumoto S. Chemical synthesis of cyclodextrins by using intramolecular glycosylation［J］. The Journal of Organic Chemistry,2002,67(23):8182-8190.

［46］ 金征宇,徐学明,陈寒青,等. 环糊精化学——制备与应用［M］. 北京:化学工业出版社,2009.

［47］ 蒋锐剑. 青蒿琥酯与β-环糊精的键接物及组装聚轮烷的制备和性能研究［D］. 昆明:昆明理工大学,2014.

［48］ 黎洪珊,王培玉. β-环糊精衍生物的研究进展及在药剂学上的应用［J］. 中国药学杂志, 1999,34:220-223.

［49］ 丁平田,吴雪梅. 药物制剂的新型辅料 2-羟丙基-β-环糊精［J］. 国外医药–合成药制剂生化分册,996,17:107-111.

［50］ 谢伯泰,杨国武,谢微梅. 羟丙基-β-环糊精特性及其在医药领域中的应用与安全性［J］. 国外医药——合成药制剂生化分册,2002,23:302-306.

［51］ (a) Rao V M,Stella V J. When can cyclodextrins be considered for solubilization purposes? ［J］. Journal of Pharmaceutical Sciences,2003,92:927-932.
(b) Loftsson T, Brewster M E. Pharmaceutical applications of cyclode- xtrins:1. drug solubilization and stabilization［J］. Journal of Pharmaceutical Sciences,1996,85:1017-1025.
(c) Stella V J,Rajewski R A. Cyclodextrins:their future in drug formulation and delivery［J］. Pharmaceutical Reviews,1997,14:556-567.

［52］ Loftsson T, Duchêne D. Historical perspective. Cyclodextrins and their pharmaceutical applications［J］. International Journal of Pharmaceutics,2007,329(1-2):1-11.

［53］ Muller R H,Hildebrand G E. 现代给药系统的理论和实践 ［M］. 胡晋红,译. 北京:人民军医出版社,2004,9-12.

# 第 2 章　环糊精/天然药物包合物的制备及表征

## 2.1　环糊精包合物

　　环糊精包合物是一种特殊类型的分子聚合物,由环糊精单分子形成的空腔和被其包合的物质两部分组成,称为分子胶囊[1]。其中环糊精称为包合主体,即主体分子(host molecule),被包合的物质称为包合客体,即客体分子(guest molecule)。主客体分子之间以范德华力缔合而形成包合物,包合物形成过程中,没有任何化学键的形成和断裂,整个过程是一个物理变化。在整个包合物形成的过程中,客体分子分散到主体分子中,不会影响主体的结构。主体除空腔发生细微的形变外,其形状和大小基本保持不变。

　　药物与环糊精通常以 1∶1 的摩尔比形成包合物,但如果客体分子太大,一个环糊精无法容纳时,则客体分子没被包合的另一端将提供另一个作用点,与另外一分子环糊精包合,从而形成 1∶2 的摩尔比的包合物。如图 2.1 所示。

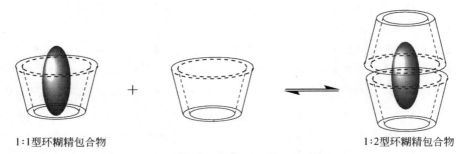

1∶1型环糊精包合物　　　　　　　　　　　　　　　　1∶2型环糊精包合物

图 2.1　环糊精包合物常见类型示意

　　从图 2.1 可看出,主客体分子的尺寸匹配对包合物形成的稳定性起到至关重要的作用。早在 1963 年 Cohen 和 Lach[2] 就指出,客体分子能否进入环糊精的主体空腔中,起决定性作用的不是化学因素而是几何因素,环糊精能够和其尺寸大小匹配的物质形成包合物。此外,客体分子的极性也是形成稳定包合物的另外一个十分重要的因素。有时客体分子的尺寸比环糊精的空腔尺寸大得多,如上所述,除了可能以1∶2的摩尔比形成包合物。客体分子能通过自身某些特定的基团或侧链进入环糊精的空腔形成包合物,这也进一步证明环糊精能与多种客体分子形成包合物的事实。

环糊精的分子结构比较特殊,呈上窄下宽中空的环筒状,分子中的伯羟基(6-OH)位于窄口端,仲羟基(2,3-OH)位于宽口端,当客体药物分子形成包合物时,就存在两种进入方式,客体药物分子可能从宽口端进入环糊精空腔内,也可能从窄口端进入空腔,如图2.2所示。客体分子是从哪一端进入环糊精(以β-CD为例)的空腔内,可通过计算包合物的稳定常数,或者通过分析包合物的核磁二维ROESY谱等方法来判断。

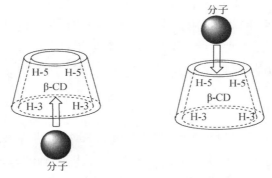

图 2.2 客体药物分子进入 β-CD 空腔的两种模式

## 2.2 环糊精包合物的制备

环糊精包合物的制备方法通常比较简单,纵观文献,目前常用的方法有沉淀法、研磨法、冷冻干燥法、喷雾干燥法、液-液法/气-液法、固相包合法和超声法等。

### 2.2.1 沉淀法

沉淀法又称饱和水溶液法,将主客体按一定比例在溶液中搅拌一段时间,包合时间取决于客体能否进入主体空腔及包合完全,控制温度在30~60℃较佳,形成沉淀,经过静置,过滤除去不溶物,旋干得沉淀物,最后真空干燥,即可得到包合物。溶液体系一般常用的是水和有机溶剂,其中最常用的是水/乙醇体系溶液。Nelson

等[3]研究指出,当使用乙醇作为溶剂的溶液体系时,乙醇分子上的羟基可与环糊精相互作用,屏蔽了环糊精的空腔包合水,使空腔处于微极化状态,从而促使客体分子更容易进入空腔。

### 2.2.2　研磨法

研磨法是首先在环糊精主体中加入 2～5 倍的水将其研磨均匀,后再加入客体分子充分混匀,研磨至糊状,低温干燥,经溶剂洗涤,再次干燥得到包合物。此法与沉淀法相比较,方法更简单,更适合工业生产[4]。

### 2.2.3　冷冻干燥法

冷冻干燥法是将主体和客体物质混合溶于水中,通过搅拌使其溶解后,进行冷冻干燥去除溶媒即可得粉末状包合物。此法制备的包合物外形疏松、不易结晶或生成沉淀,适合于易溶于水,且在干燥过程中容易出现分解、氧化和变色等现象的药物。此方法常被用于药物制剂生产中注射用粉针剂的制备。

### 2.2.4　喷雾干燥法

喷雾干燥法因其需要的温度相对较高,适合于遇热后性质稳定的药物的制备,或难溶于水的药物。通过此方法制备得到的包合物,药物的溶解度和生物利用度都得以提高。

### 2.2.5　液-液法/气-液法

液-液法/气-液法更多适合于环糊精与中药提取物挥发油的包合。首先,将挥发油的冷凝液或蒸气注入环糊精溶液中,使二者之间发生包合,然后过滤、干燥溶液即可得到包合物。此方法便捷、高效、省时,可以将包合物的制备与挥发油的提取工艺联合同时进行,较适合用于实际生产行业中。

### 2.2.6　超声法

超声法操作简单,反应时间较短。即在温度为 25～60℃ 条件下,先将主体物质溶解在一定量的溶剂中,一般为蒸馏水,超声时逐滴加入客体物质,若客体物质溶解性差,可先用少量有机溶剂将其溶解。或者可以将主体和客体同时混合后,选择合适的功率和时间在超声波清洗机中超声一定时间,冷却至室温,避光下放置冰箱2 天,过滤、旋干、减压真空干燥,即得到包合物。如杨云汉等[5]通过超声法成功制备了柚皮素与 β-环糊精的包合物。朱雪荣[6]在制备苍术提取的挥发油与 β-环糊精包合物时采用饱和溶液法和超声法两种方法成功制备了包合物,并对两种方法制备的包合物进行了比较,发现超声法制备的包合物的挥发油提取率高于饱和溶液法制备的包合物。

## 2.3　环糊精包合过程中的分子间力

超分子化学突破了共价键的范畴,将共价键、分子间弱相互作用融为一体。而主体环糊精与客体天然药物发生包合过程,是主客体之间通过非共价键力的相互作用,选择性结合并产生某种特定功能的过程。主客体分子之间是通过几种弱的相互作用进行连接的,进一步对包合过程中的分子间力进行分析显得尤为重要。据文献报道[7,8],环糊精在水溶液中与客体药物分子形成包合时,通常存在以下几种分子间作用力:氢键、范德华力、疏水相互作用、配位作用、偶极相互作用及离子对静电作用等。

环糊精内腔由 $C_3$ 和 $C_5$ 上的氢原子与 $C_4$ 上的氧原子组成,而 $C_3$ 和 $C_5$ 上的氢原子覆盖了 $C_4$ 上的氧原子,导致其具有"外亲水,内疏水"的中空筒状结构,因此在水溶液中,环糊精非极性的空腔一直被水分子占据,但基于能量稳定,此种相互作用关系是不利的,当有一些极性低于水分子的小分子客体加入环糊精溶液中时,非极性的小分子客体将取代水分子的位置而进入环糊精的空腔中,形成稳定的主客体络合物,与此同时空腔内水分子将逐渐被释放,随后环糊精与客体小分子之间产生弱相互作用[7,9]。

环糊精与小分子客体发生包合过程主要包括主客体之间的弱相互作用、环糊精空腔水分子的释放、客体分子的脱溶剂化[10]。其中主客体之间的非共价键作用力主要有范德华相互作用、氢键作用力、库仑力和疏水相互作用力等。

范德华相互作用包括偶极力、色散力、诱导力,其结合能非常小,相对弱于一般的共价键。范德华力的能量与分子间距离的 6 次方成反比,而库仑力与距离的平方成反比,因此相对于范德华力,库仑力属于远程力。而氢键作用力和范德华力属于近程力,因此只有当环糊精与客体分子之间达到一定距离后才能表现出氢键作用力和范德华力[7,11]。

当天然药物客体分子溶于水后,水分子与客体分子的疏水基团接触趋势变小,客体分子的疏水基团与环糊精的疏水空腔形成疏水键。在疏水力和分子热运动的推动之下,客体分子逐渐进入环糊精的疏水空腔,而当客体分子与环糊精接近一定距离后,疏水力逐渐消失。最后,在范德华力、氢键作用力、库仑力下,客体分子与环糊精形成稳定的包合物[7,11]。

## 2.4　环糊精包合物形成的影响因素

环糊精能否与有机分子或无机分子形成包合物,受许多因素的影响,如主客体的空间匹配度、包合时间、包合温度、主客体摩尔比、溶剂的选择及其比例、包合方法及某些添加剂的加入等。

### 2.4.1　主客体的空间匹配度

在包合物形成的过程中,主客体的空间能否匹配是一个非常重要的影响因素。在这一因素中,环糊精的空腔尺寸大小往往决定了其能够包合的客体分子类型,如 α-环糊精的空腔直径在 0.47 ~ 0.53nm 之间,一般用来包合单环芳烃或带有烷基链的小分子化合物;β-环糊精的空腔适中,直径在 0.60 ~ 0.65nm 之间,通常可包络萘环、金刚烷等化合物;而 γ-环糊精的空腔直径最大,为 0.75 ~ 0.83nm,可包合结构相对较大一点的客体分子,如蒽、菲等三环芳烃化合物等[7,10]。而另一方面,客体分子的几何结构也是影响包合是否能成功的因素,只有主客体分子之间的空间尺寸匹配,二者才能形成包合。

### 2.4.2　极性和电荷

客体分子是否具有极性(疏水性)是决定包合物是否能形成的另一个重要因素。通常大极性、强亲水性的客体分子不利于包合物的形成;而小极性、强疏水性的客体分子却能促进包合物形成的概率。此外,对于衍生化的离子型环糊精来说,易与带相反电荷的分子结合[10]。

### 2.4.3　包合时间

包合时间的长短决定了客体能否完全进入主体空腔,同时也会影响包合产率的高低。对于不同的主客体采用不同的方法进行包合时,其所需的时间也不相同。

例如刘道群等[12]以冷冻干燥法制备芹菜籽挥发油与羟丙基-β-环糊精的包合物，发现当包合时间为167min时包合效果最佳，随着包合时间的增加则会导致挥发油损失，包合率下降。顾思浩等[13]以研磨法制备加味苓桂术甘汤中挥发性成分与β-环糊精的包合物最佳时间为1h。李争艳等[14]以龙血素B与羟丙基-β-环糊精制备包合物的最佳时间为3h，随着包合时间的增大，虽然包合率和综合评价变化并不显著，但收率略有降低。

## 2.4.4　包合温度

在环糊精与客体分子形成包合物的过程中，温度是影响包合作用的一个重要因素。包合物的制备常用的反应温度为室温，一般情况下，所需温度应依据采用的包合方法不同而定。

包合温度在一定程度上会影响包合物的形成，例如杨波等[15]研究了不同温度下蒿甲醚（ATM）和羟丙基-β-环糊精（HP-β-CD）的包合过程，测定了不同温度下ATM/HP-β-CD包合物的表观稳定常数 $K_f$，如图2.3所示。从图2.3可看出：随着温度的升高，包合物的表观稳定常数逐渐增大，这表明主客体之间可能趋于形成包合，更多客体分子又从水相环糊精腔外进入环糊精腔内，包合物的稳定性逐渐增加。分析其原因，这可能是由于温度升高引起分子运动加快而导致这种现象发生。实验结果表明，在ATM/HP-β-CD包合物的形成过程中，适当升高温度有利于该包合反应的进行。

## 2.4.5　主客体摩尔比

药物分子与环糊精的摩尔比是决定载药量的关键因素，由于环糊精与药物分子两者之间存在一定的比列关系，环糊精提供的空穴数并非被药物分子全部占有，其中环糊精提供的空穴数和空腔内径是已知的，而不同的药物分子与环糊精的配比也有所差异，因此在包合物的制备过程中，主客体的比例取决于客体分子的性质[16]。

## 2.4.6　溶剂及其比例

包合物的制备通常是在水溶液中进行的，但由于大多数客体药物分子的溶解性较差，通常选用有机溶剂-水混合体系。有机溶剂的选择对环糊精与客体分子形

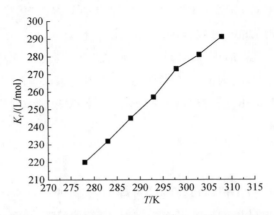

图 2.3　ATM/HP-β-CD 包合物的表观稳定常数 $K_f$ 随温度的变化[15]

成包合有很大的影响。经研究证实,只有少量的小分子强亲水性溶剂能用于环糊精包合物的制备,常用的有机溶剂包括乙醇、甲醇、二甲亚砜、二甲基甲酰胺、四氢呋喃、乙腈和丙酮等[11]。

　　另一方面,溶剂比例的选择在包合物的形成中也十分重要,尤其对于天然药物与环糊精形成主客体包合行为的研究较为重要。大部分天然药物的水溶性一般都较差,因此在制备包合物的过程中需用一定比例的有机溶剂如甲醇、乙醇等首先将其溶解,然后才能与主体环糊精发生包合作用,有机溶剂与水的比例对包合物的制备及载药量会产生一定的影响。

### 2.4.7　包合方法

　　对于不同的客体分子,有时需要根据其结构和性质,采用不同的包合制备方法。例如徐亚维等[17]在研究芹菜素与羟丙基-β-环糊精包合物的制备过程中,以包合物的包合率为指标,比较了溶液搅拌法、超声法和研磨法等三种不同的制备方法,并通过包合物的包合率对三种方法进行了评价,得出以溶液搅拌法制备出的包合率优于其他两种方法。郭诚诚等[18]以超声抽滤法、超声静止、超声离心、回流抽滤、回流离心和回流静止等方法制备了细辛挥发油与 β-环糊精的包合物,并以挥发油损失率为指标对几种方法进行了分析比较,研究发现超声抽滤法为最佳制备方法。

　　此外,某些添加剂如表面活性剂、防腐剂、渗透压调节剂以及 pH 调节剂等的加入,会降低其包合物形成的概率,还有搅拌速度、超声波强度、研磨力度等因素都会对包合效果有一定的影响。

环糊精与客体分子之间能否形成包合物,诸多的因素往往不是单一的影响,而有可能是多种因素的综合影响。例如,杨俊丽等[19]研究了环糊精与客体分子之间形成包合物时多种因素的综合影响,他们以载药量为评价指标,选取包合温度、包合时间、主客体摩尔比和溶剂比例等四种为影响因素,对高丽槐素(MAA)与羟丙基-β-环糊精(HP-β-CD)包合物的制备进行了研究[19]。具体的四个因素水平包括包合温度、包合时间、主体 HP-β-CD 与客体 MAA 摩尔比、乙醇和蒸馏水体积比(表2.1),通过正交实验计算了载药量,结果详见表2.2。

表2.1　因素水平表

| 水平 | 温度/℃ | 摩尔比 | 时间/h | 乙醇和蒸馏水体积比 |
| --- | --- | --- | --- | --- |
| 1 | 30 | 1∶1 | 3 | 1∶2 |
| 2 | 50 | 1∶2 | 5 | 1∶3 |
| 3 | 70 | 1∶3 | 7 | 1∶4 |

表2.2　正交实验结果

| 组别 | A | B | C | D | 载药量/% |
| --- | --- | --- | --- | --- | --- |
| 1 | 1 | 1 | 1 | 1 | 53.90 |
| 2 | 1 | 2 | 2 | 2 | 12.28 |
| 3 | 1 | 3 | 3 | 3 | 7.858 |
| 4 | 2 | 1 | 2 | 3 | 13.32 |
| 5 | 2 | 2 | 3 | 1 | 20.57 |
| 6 | 2 | 3 | 1 | 2 | 14.64 |
| 7 | 3 | 1 | 3 | 2 | 14.18 |
| 8 | 3 | 2 | 1 | 3 | 12.66 |
| 9 | 3 | 3 | 2 | 1 | 19.56 |
| 均值1 | 24.679 | 27.133 | 27.067 | 31.343 | |
| 均值2 | 16.177 | 15.170 | 15.053 | 13.700 | |
| 均值3 | 15.467 | 14.019 | 14.203 | 11.279 | |
| 极差 R | 9.2120 | 13.114 | 12.864 | 20.064 | |

研究结果表明,MAA 与 HP-β-CD 形成包合的最佳条件是,包合温度为 30℃、HP-β-CD 与 MAA 摩尔比为 1∶1、包合时间为 3h、乙醇和蒸馏水体积比为 1∶2。四种因素对载药量的影响顺序为:乙醇和蒸馏水体积比>HP-β-CD 与 MAA 摩尔比>包合时间>包合温度,这可能是由于 MAA 在水中溶解性不好,蒸馏水的比例越大载药量就越小。

## 2.5　环糊精/天然药物形成包合物的表征

环糊精包合物制备形成后,采取何种手段来分析与表征包合物就显得尤为重要。当客体分子进入环糊精空腔后,由于受到富电性的非极性疏水空腔的束缚,其理化性质会发生显著的变化。这些变化可通过仪器检测,对照包合前后理化性质变化差异,来分析包合物的形成和作用机理。最常用的分析方法有光谱分析、色谱分析和热分析等方法。其中以红外吸收光谱、热分析、粉末 X 射线衍射和扫描电镜等各种现代分析手段最为普遍,均被广泛用来研究环糊精与客体分子的包合现象[4,20]。

### 2.5.1　红外吸收光谱

在环糊精包合物的表征方法中,红外吸收光谱法(IR)是较为常见的一种辅助手段之一,通过比较主体、客体及主客体包合物在红外区(500~4000cm$^{-1}$)特征吸收峰的差异,如吸收峰的位移变化、峰的强弱变化等情况,来揭示客体药物与主体环糊精之间是否形成了包合作用,并可以初步推断出包合物形成的情况。在天然药物与环糊精形成的主客体包合物中,因药物的谱带往往会被分子量大的环糊精掩盖,则该法多用于结构中含羰基、羧基等特征基团的药物形成的包合物的鉴定。由于红外光谱法只能应用于有特征吸收峰的客体,因此该方法的应用在一定程度上受到了限制。

陈文等[21]通过红外光谱法研究了草乌甲素(crassicauline A,CLA)与 β-CD 形成的包合物。测定了 β-CD、CLA、CLA/β-CD 包合物以及 CLA 与 β-CD 按 1∶1(摩尔比)的物理混合物的红外光谱图(图 2.4)。CLA 在 1840~1650cm$^{-1}$、1340~1190cm$^{-1}$ 以及 1140~1050cm$^{-1}$ 等处有强的吸收谱带[图 2.4(b)]。由于 β-CD 吸收谱带的干扰,这些吸收谱带不能完全在 CLA/β-CD 包合物的谱图上显示出来,但可以清晰地看到 1840~1650cm$^{-1}$ 这个谱带,且发生了很小的红移,这说明在超分子包合物中存在 CLA。从 β-CD 红外谱图中可以看出，—OH 官能团中的 O—H 伸缩振动吸收谱带位于 3870 ~ 3010cm⁻¹，—CH 和—CH₂ 中的 C—H 的伸缩振动吸收谱带位于 3000 ~ 2800cm⁻¹[图 2.4(a)]。β-CD 与 CLA 形成包合物后，O—H 伸缩振动吸收谱带的强度有所减弱，同时 O—H 伸缩振动吸收峰发生了红移(从 3380cm⁻¹ 移到 3410 cm⁻¹)。与 CLA/β-CD 包合物的红外谱图相比，CLA 与 β-CD 的物理混合物仅是 β-CD 与 CLA 谱图的简单叠加[图 2.4(d)]。综合以上分析，说明了二者之间形成了超分子包合物，同时也说明 β-CD 自身的氢键在与 CLA 形成包合物后被破坏。

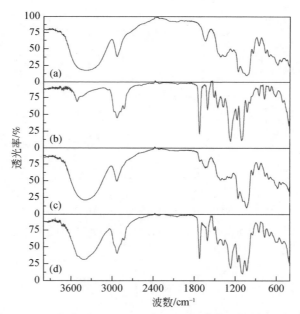

图 2.4　(a)β-CD、(b)CLA、(c)CLA/β-CD 包合物和(d)CLA/β-CD 1∶1
(摩尔比)物理混合物的红外光谱图[21]

杨云汉等[22]通过红外光谱法验证了长春胺(VIN)与 HP-β-CD 包合物的形成。比较 VIN 被包合前后在红外光谱上的吸收峰变化等特征，证明了客体药物与主体环糊精之间形成了包合。如图 2.5 所示，在 VIN 红外谱图 2.5(a)中 1748 cm⁻¹ 和 742.63 cm⁻¹ 处存在两个最强的吸收峰，分别是 C═O 和 C—O—C 的伸缩振动;在 2966.76cm⁻¹ 左右处是 C—N 的伸缩振动。3790 ~ 3020cm⁻¹ 是 HP-β-CD 图 2.5(b)

的 O—H 的伸缩振动峰,且—CH 和—CH$_2$ 中 C—H 伸缩振动吸收带位于3000 ~ 2800 cm$^{-1}$;物理混合物的红外图谱是主客体物质的简单重叠,而包合物的红外图谱 VIN 的特征峰有明显的偏移,羰基、醚键特征峰消失,这些峰位的变化可能是 VIN 的 羰基与 HP-β-CD 环糊精的羟基形成氢键造成的,由此推断出 VIN 与 HP-β-CD 之间 发生了包合并形成了包合物。

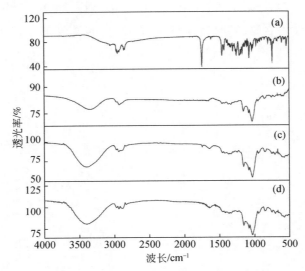

图 2.5　(a) VIN、(b) HP-β-CD、(c) VIN/HP-β-CD 1∶1
(摩尔比)物理混合物、(d) VIN/HP-β-CD 包合物的红外光谱图[22]

## 2.5.2　热分析

　　热分析可以区分主体环糊精、客体分子、主客体包合物以及主客体物理混合物之 间的差异,其次也可以表征包合物的热效应。常用的热分析方法包括差示扫描量热 法(differential scanning calorimetry,DSC)、热重分析(thermogravimetric analysis,TG)和 差热分析法(differential thermal analysis,DTA)。通过对比环糊精、客体分子、主客体 的物理混合和包合物热谱的差异,来判断包合物是否形成。

　　差热分析法指在程序控温下,待测样品与参比物之间温差随温度变化而变化 的一种技术[23]。当样品发生物理或化学变化时,会在 DTA 曲线上产生放热或吸热 峰。而主客体分子因物理特性不同,表现出不同的差热曲线。差示扫描量热法的原理与差热分析法基本相似,DSC 曲线与 DTA 曲线也类似,只是其纵坐标能量/时间表示放热或吸热的速度,横坐标表示温度。但与 DTA 法相比较,DSC 法因反应重现性好、灵敏度高、分辨率高且准确,因此在热分析中应用最广泛。

　　热重分析是指在程序控温下,待测样品的质量随温度时间变化的一种技术[23],它适合于在加热过程中有脱水、升华、蒸发与分解等变化的物质。TG 曲线纵坐标表示质量减少百分率或质量减少速率,横坐标表示温度或时间。

　　环糊精和客体药物分子形成包合物后,在 DTA 和 DSC 曲线上,我们可观察到热谱的峰形变宽、位置移动,一些峰消失或产生新峰。此外,通过 TG 曲线上失重现象的变化差异也能证明包合物的形成[24]。

　　赵芳等[25]通过热重分析(TG)对延胡索乙素(THP)与 β-环糊精的包合物进行了研究,具体方法如下:分别准确称取样品 THP、THP/β-CD 包合物 9.5mg。在 $N_2$ 流速 70mL/min 下,设置升温速率为 10℃/min,升温范围 25~500℃。从图 2.6 热重分析曲线中可得出,THP 的分解温度是 263.31℃左右,β-CD 的分解温度在 282.03℃左右,而它们的物理混合物则在 238.82℃左右开始出现拐点,并且拐点温度都低于药物分子和环糊精分子的分解温度。与之相比,其包合物的分解温度均有很大提高,为 277.39℃左右。从包合物与主体、客体和物理混合物分解温度的明

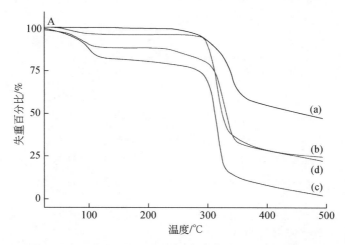

图 2.6　(a)THP、(b)β-CD、(c)β-CD/THP 包合物、(d)β-CD/THP 1:1(摩尔比)
物理混合物的热重分析(TG)[25]

显差异可以判断,THP 与 β-CD 形成了包合物,并且形成的包合物热分解温度得到
了提高。

此外,杨俊丽等[21]通过差示扫描量热法(DSC)对高丽槐素(MAA)与 HP-β-
CD 的包合物进行了研究,具体方法如下:分别称取 9.0mg MAA,8.0mg HP-β-CD,
6.0mg MAA/HP-β-CD 包合物,在 N₂ 保护下,流速 70mL/min,以 10℃/min 的速率
从 40~500℃进行升温,进行差式扫描量热(DSC)测定,测得 DSC 曲线。从图 2.7
可看出,MAA 在 110℃、181.2℃分别有一个吸热峰,HP-β-CD 在 99℃有一个宽的
吸热峰,MAA 与 HP-β-CD 物理混合物仍存在 HP-β-CD 的吸热峰,只是峰强度有
所减弱,而形成包合物后,MAA 和 HP-β-CD 的吸热峰均消失,在 330.4℃出现了一
个新的吸热峰,因此 DSC 曲线分析结果表明 MAA 与 HP-β-CD 已形成包合物。

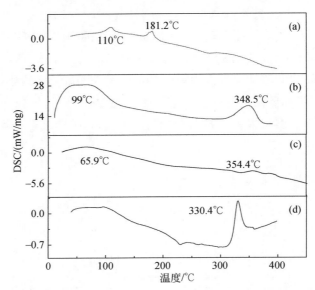

图 2.7　(a)MAA、(b)HP-β-CD、(c)HP-β-CD/MAA 1∶1(摩尔比)物理混合物、
(d)HP-β-CD/MAA 包合物的差示扫描量热(DSC)[21]

### 2.5.3　粉末 X 射线衍射分析

X 射线衍射法(X ray diffraction, XRD)是表征环糊精与客体分子形成包合物
的主要方法之一,它分为单晶 X 射线衍射法和粉末 X 射线衍射法两种。但对于包
合物要分离得到具有大小适合的单晶非常困难,所以单晶 X 射线衍射法不用于常

规分析,而粉末 X 射线衍射法是用于表征包合物的常用方法。

粉末 X 射线衍射法主要用于测定固相包合物[26,27],通过比较环糊精与客体分子形成包合物的 X 射线衍射图谱与没形成包合物之前主客体分子的图谱之间的差异,来判断包合物是否形成[28-31]。环糊精和药物分子的 X 射线衍射图谱都有较强的衍射峰,代表了各自特有的晶形;物理混合的 X 射线衍射图谱是环糊精和客体药物分子的 X 射线衍射图谱的叠加。包合物的 X 射线衍射图谱与主客体分子和物理混合都有明显的差异,表现出一个新固相的衍射图谱[32-35]。这说明由于包合物的形成改变了衍射的模式,也改变了客体药物分子的晶型。包合物的形成导致了一些衍射峰变得尖锐,产生新的衍射峰,或其位置发生移动[36]。另一方面,包合物的形成导致一些衍射峰消失,其峰形变钝[36,37]。

马水仙等[38]通过 X 射线衍射法(XRD)对山姜素(alpinetin)与 HP-β-CD 的包合物进行了研究,具体方法如下:alpinetin、HP-β-CD、alpinetin/HP-β-CD 包合物、alpinetin/HP-β-CD 1∶1(摩尔比)物理混合物放在玻璃片上压匀,在实验条件 CuKα (K=1.5460Å),40kV,100mA,扫描速率 5°/min,扫描步长 0.02°(2θ 扫描范围从 3°~50°)下进行测定。从图 2.8 测量结果发现,客体分子山姜素具有明显的晶形结构,主体分子 HP-β-CD 为无定形结构,物理混合物是二者混合叠加而成。很明显,形成包合物 alpinetin/HP-β-CD 之后晶形结构发生了改变,并且包合前后峰的强度也有明显变化,这一现象说明主客体分子已经包合成功。

## 2.5.4　扫描电镜分析

扫描电子显微镜(scanning electron microscope,SEM)常用来研究主体环糊精分子、药物客体分子以及二者形成的包合物的微观结构[39-42]。药物分子被包入环糊精空腔后,其结晶性会降低,或失去结晶性;而环糊精分子因包合了药物分子,其空间结构和分子晶格会改变。因此通过电镜来观察环糊精、药物分子和包合物的晶形的差异,从而判断是否形成包合物[34-43]。例如 Tayade 等[39]用扫描电镜法研究了酮基布洛芬(ketoprofen)、β-CD 以及二者的物理混合及包合物。结果显示,酮基布洛芬是板状的晶体,形成聚集状态;β-CD 表现为形状不规则的晶体;物理混合则表现为 β-CD 和 ketoprofen 各自的形态,在 β-CD 晶体周围附有一些 ketoprofen 药物分子的聚集体。与此相反,包合物的形态和晶体大小完全不同于主客体分子各自原来的形态和二者物理混合的形态,这说明主客体分子之间发生了相互作用,也进

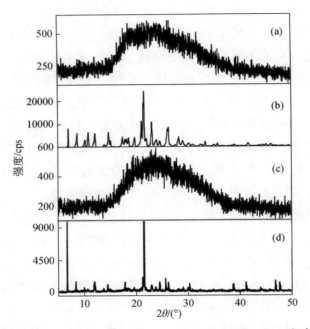

图 2.8　(a) HP-β-CD、(b) alpinetin、(c) alpinetin/ HP-β-CD 包合物、
(d) alpinetin/HP-β-CD 1∶1(摩尔比) 物理混合物的 X 射线衍射(XRD)[38]

一步证明 β-CD 和 ketoprofen 形成了包合物。

　　杨丽娟等[44]研究了巴西木素(brazilin)与 HP-β-CD 的主客体包合行为,并对形成的包合物进行扫描电子显微镜的研究,如图 2.9 所示,由图可知 HP-β-CD[图 2.9(a)]是球状晶体,brazilin[图 2.9(b)]是呈片状的,brazilin 与 HP-β-CD 的物理混合物[图 2.9(c)]是两者的简单堆积,有片状和球状两种晶体存在,而包合物[图 2.9(d)]的结构是块状且略不规则的形态。这些显著的变化说明 HP-β-CD 与 brazilin 已形成包合物。

## 2.5.5　圆二色谱

　　圆二色谱法(circular dichroism,CD)是一种光谱方法,是有机结构分析的重要手段之一,主要用于测定手性化合物的立体构型[45],还可用于测定主客体之间包合物的结构及其稳定性。

　　圆二色性现象的产生是由于当平面偏正光通过光学活性物质时,圆偏振光不

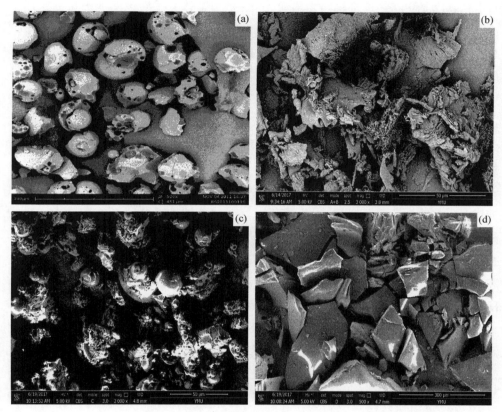

图 2.9　（a）HP-β-CD、（b）brazilin、（c）brazilin/HP-β-CD 1∶1（摩尔比）物理混合物、
（d）brazilin/HP-β-CD 包合物的扫描电镜图（SEM）[44]

仅会发生旋转,还有可能发生被吸收的现象,从而引起左右旋转圆偏振光的能量不
同,振幅也随之不同[17]。该方法的应用主要取决于某些分子与左右圆偏振光的相
互作用。

　　由于环糊精存在不对称场,其腔内和腔外的圆二色性不同,因此可以诱导出非
手性客体分子的圆二色性[46],所以圆二色谱法也可以用于判断客体分子与环糊精
包合是否发生包合作用。这主要由于环糊精的空腔具有手性,当带有生色基团的
非手性的客体分子包合进入环糊精的空腔时,会使生色部分产生诱导圆二色信号
（ICD）,根据 ICD 光谱的形状可以初步判断生色基团相对于环糊精空腔的位
置[47]。生色基团是否在环糊精之内成了本方法的一个重要因素,可以从两方面判

断生色基团是否在主体环糊精之内[48-50]:一是当客体分子生色团偶极矩的跃迁平行于环糊精的对称轴时,圆二色谱信号表现为正的;当客体分子生色团基团偶极矩的跃迁垂直于环糊精的对称轴时,圆二色谱信号表现为负的 Cotton 效应。反之,生色基团位于环糊精的空腔之外[7]。

利用诱导圆二色谱来研究环糊精包合行为的报道较多,如 Kazuaki[51] 等研究了一系列甲基取代的环酮与环糊精主体分子的包合行为,发现客体分子非极性部分存在一定的空间位阻,所以极性部分的羰基部分更容易进入客体分子的空腔内。另外,Kobayashi[52] 等研究了部分客体分子在水中和氯仿中得到的圆二色谱信号是不一样的,在氯仿中,非极性部分更容易进入环糊精空腔内,这是因为氯仿中是以赤道方向包合进入环糊精的空腔,而在水中是沿轴向包合进入环糊精空腔。也就是说客体分子的非极性部分更容易进入环糊精的空腔内。

此外,Nagase 等[53]采用圆二色谱法分析了三种不同缓冲溶液 pH 为 4.0、6.0 和 7.4 时,DY-9760e 与 SBE-β-CD 和 HP-β-CD 形成的包合物。结果显示,当只有 DY-9760e 客体存在时,三种缓冲溶液条件下 DY-9760e 无圆二色谱带产生。但当 SBE-β-CD 和 HP-β-CD 添加到 DY-9760e 客体分子中时,在 244nm 处能明显观察到负的 Cotton 效应。虽然 SBE-β-CD 在大约 290nm 处提供了额外强度很小的圆二色谱带,但是环糊精在大于 220nm 的波段下是没有圆二色谱带的,并且环糊精会使腔内的活性客体化合物产生发色团进而产生 Cotton 效应。因此,圆二色谱直观数据表明 DY-9760e 已嵌入 SBE-β-CD 和 HP-β-CD 的空腔内,且 244nm 处的圆二色谱带的强度随着溶液 pH 的降低而增加。

Troche-Pesqueira 等[54]也采用圆二色谱法对白藜芦醇与 β-环糊精的包合物进行了研究。β-环糊精–白藜芦醇形成包合物后,其圆二色谱图在 308nm 处显示出 Cotton 效应,而白藜芦醇是非手性分子所以本身是无任何 Cotton 效应的。由此可推断白藜芦醇与 β-环糊精之间发生了包合作用,并且已成功嵌入 β-环糊精的空腔内。

## 参 考 文 献

[1] 罗明生. 药剂辅料大全[M]. 成都:四川科学技术出版社,1995,147:506-507.

[2] Cohen J,Lach L. Interaction with hydroxybenzoic acid and *p*-hydroxybenzoic[J]. Journal of Pharmaceutical Sciences,1963,52:132-136.

[3] Nelson G, Patonary G, Warner I M. Effects of selected alcohols on cyclodextrin inclusion complexes of pyrene using fluorescence lifetime measurements [J]. Analytical Chemistry, 1988, 60:274-279.

[4] 郝晶晶,李海亮,龚慕辛. 挥发油环糊精包合技术的研究进展及存在问题分析[J]. 中国实验方剂学杂志,2013,19(2):352-356.

[5] 杨云汉,杜瑶,应飞祥,等. 柚皮素/β-环糊精超分子体系的包合行为[J]. 波谱学杂志, 2019,36(3):319-330.

[6] 朱雪荣. 苍术挥发油的提取与β-环糊精包合研究[J]. 中国药师,2007,10(7):646-648.

[7] 刘育,尤长城,张衡益. 超分子化学合成受体的分子识别与组装[M]. 天津:南开大学出版社,1997,191-193.

[8] 黎占亭,张丹维. 氢键:分子识别与自组装[M]. 北京:化学工业出版社,2017,196-197.

[9] 齐彩霞. β-环糊精衍生物的包结作用及其对钍(Ⅳ)的吸附研究[D]. 衡阳:南华大学, 2018,2-3.

[10] 李姝静,胡杰. 环糊精构筑超分子体系基础及应用[M]. 北京:化学工业出版社,2014, 9-10.

[11] 刘夺奎,董振礼. 环糊精包合客体分子机理的研究[J]. 染料与染色,2004,(3):155-157.

[12] 刘道群,国大亮,赵宇,等. 星点设计-效应面法优化芹菜籽挥发油羟丙基-β-环糊精的包合工艺[J]. 天津中医药,2019,36(10):1025-1030.

[13] 顾思浩,李宁,李玲,等. 加味苓桂术甘汤中挥发性成分β-环糊精包合工艺的优化[J]. 中成药,2019,41(9):2039-2043.

[14] 李争艳,陈凌云,罗静,等. 龙血竭-羟丙基-β-环糊精包合物的制备及评价[J]. 安徽医药, 2019,23(9):1745-1749.

[15] Yang B, Lin J, Chen Y, et al. Artemether/hydroxypropyl-β-cyclodextrin host-guest system:characterization, phase-solubility and inclusion mode[J]. Bioorganic and Medicinal Chemistry,2009, 17(17):6311-6317.

[16] 何仲贵. 环糊精包合物技术[M]. 北京:人民卫生出版社,2008.

[17] 徐亚维. 芹菜素-羟丙基-β-环糊精包合物的研究[J]. 中国农学通报,2011,27(25): 245-249.

[18] 郭诚诚,高爽,王玉真,等. 细辛挥发油环糊精包合物制备工艺的正交试验研究[J]. 山东科学,2019,32(2):15-21.

[19] 杨俊丽,杨云汉,杜瑶,等. 高丽槐素与羟丙基-β-环糊精包合行为及其分子模拟研究[J]. 中国新药杂志,2019,28(15):1889-1895.

[20] Singh R, Bharti N, Madan J, et al. Characterization of cyclodextrin inclusion complexesa review

[J]. Journal of Pharmaceutical Sciences Tech,2010,2:171-183.

[21] Chen W, Yang L J, Ma S X, et al. Crassi cauline A/β-cyclodextrin host- guest system: preparation, characterization, inclusion mode, solubilization and stability [J]. Carbohydrate Polymers,2011,84:1321-1328.

[22] 杨云汉,赵雪秋,杜瑶,等. 长春胺与羟丙基-β-环糊精包合物的制备、表征及理论研究[J]. 中草药,2019,50(2):352-363.

[23] 刘华卿,黄振中,丁秋平,等. 差热分析与核磁共振研究 β-环糊精包合物[J]. 现代科学仪器,2006,(4):81-82.

[24] Guo P,Su Y,Cheng Q,et al. Crystal structure determination of the β-cyclodextrin-paminobenzoic acid inclusion complex from powder X- ray diffraction data[C]. Carbohydrate Research,2011, 986-990.

[25] 赵芳,杨云汉,赵雪秋,等. 延胡索乙素与 β-环糊精及其衍生物的包合行为研究[J]. 中草药,2018,49(15):3609-3618.

[26] Marzouqi A H A,Shehatta I Jobe B,Dowaidar A. Phase solubility and inclusion complex of itraconazole with β- cyclodextrin using supercritical carbon dioxide [J]. Journal of Pharmaceutical Sciences,2006,95,292-304.

[27] Wang L, Jiang X, Xu W, et al. Complexation of tanshinone IIA with 2- hydroxypropyl- β-cyclodextrin:effect on aqueous solubility, dissolution rate, and intestinal absorption behavior in rats[J]. International Journal of Pharmacology,2007,341:58-67.

[28] Baboota S, Dhaliwal M, Kohli K, et al. Inclusion complexation of rofecoxib with dimethyl β-cyclodextrin[J]. Indian Journal of Pharmaceutical Sciences,2005,67:226-229.

[29] Lee P S, Han J Y, Song T W, et al. Physicochemical characteristics and bioavailability of a novel intestinal metabolite of ginseng saponin (IH901) complexed with β- cyclodextrin[J]. Journal of Pharmaceutical Sciences,2006,316:29-36.

[30] Sinha V R, Anitha R, Ghosh S, et al. Complexation of celecoxib with β- cyclodextrin: characterization of the interaction in solution and in solid state [J]. Journal of Pharmaceutical Sciences,2005,94,676-687.

[31] Rao B P, Sarasija S, Narendra C. Physicochemical characterization of hydroxypropyl- β-cyclodextrin complexes of Rifampicin for improved anti- tubercular activity and stability [J]. Indian Drugs,2006,43:679-682.

[32] Hassan M A,Suleiman M S,Najib N M. Improvement of the *in vitro* dissolution characteristics of famotidine by inclusion in β- cyclodextrin[J]. International Journal of Pharmacology,1989,58: 19-24.

［33］Uekama K,Oh K,Irie T,et al. Stabilization of isosorbide 5-mononitrate in solid state by β-cyclo-dextrincomplexation［J］. International Journal of Pharmacology,1985,25:339-346.

［34］Uekama K, Hirayama F, Otagiri M, et al. Inclusion complexations of steroid hormones with cyclodextrins in water and in solid phase［J］. International Journal of Pharmacology,1982,10: 1-15.

［35］Uekama K,Fujinaga T,Hirayama F, et al. Improvement of the oral bioavailability of digitalis glycosides by cyclodextrincomplexation［J］. Journal of Pharmaceutical Sciences, 1983, 72: 1338-1341.

［36］Erden N,Celebi N. A study of the inclusion complex of naproxen with β-cyclodextrin［J］. International Journal of Pharmacology,1988,48:83-89.

［37］Lin S Z,Wouessidjewe D,Poelman M,et al. Indomethacin and cyclodextrin complexes［J］. International Journal of Pharmacology,1991,69: 211-219.

［38］Ma S X, Chen W, Yang X D,et al. Alpinetin/hydroxypropyl-β-cyclodextrin host-guest system: preparation, characterization, inclusion mode, solubilization and stability ［J］. Journal of pharmaceutical and biomedical analysis,2012,67:193-200.

［39］Tayade P T, Vavia P R. Inclusioncomplexes of ketoprofen with β-cyclodextrins: oral pharmacokinetics of ketoprofen in human［J］. Indian Journal of Pharmaceutical Sciences,2006, 68:164-170.

［40］Maestrelli F,Rodriguez M L G,Rabasco A M,et al. Preparation and characterisation of liposomes encapsulating ketoprofen-cyclodextrin complexes for transdermal drug delivery［J］. International Journal of Pharmacology,2005,298:55-67.

［41］Scalia S,Tursilli R,Sala N,et al. Encapsulation in liposphe-res of the complex between butylme-thoxydibenzoylmethane and hydroxypropyl-β-cyclodextrin ［J］. International Journal of Pharmacology,2006,320:79-85.

［42］Franco C,Schwingel L,Lula I,et al. Studies on coumestrol/β-cyclodextrin: Inclusion complex characterization［J］. International Journal of Pharmacology,2009,369:5-11.

［43］Glomot F, Benkerrour L, Duchene D, et al. Improvement in availability and stability of a dermocorticoid by inclusion in β-cyclodextrin［J］. International Journal of Pharmacology,1988, 46: 49-55.

［44］Yang L J,Chang Q,Zhou S Y,et al. Host-guest interaction between brazilin and hydroxypropyl-β-cyclodextrin:preparation, inclusion mode, molecular modelling and characterization［J］. Dyes & Pigments,2018,150:193-201.

［45］甘礼社,周长新. 振动圆二色谱:一种确定手性分子绝对构型的新方法［J］. 有机化学,

2009,29(6):848-857.

[46] Kodaka M. Sign of circular dichroism induced by β- cyclodextrin[J]. The Journal of Physical Chemistry,1991,95(6):2110-2112.

[47] 刘育,尤长城,张衡益. 超分子化学合成受体的分子识别与组装[M]. 天津:南开大学出版社,1997,215-220.

[48] Bonora G Mz, Fornasier R, Scrimin P, et al. Induced circular dichroism of conjugated cyclohexenones included in native or modified cyclomaltooligosaccharides[J]. Carbohydrate Research,1986,147(2):205-209.

[49] Harata K. Induced circular dichroism of cycloamylose complexes withmeta- and para-disubstitutedbenzenes[J]. Bioorganic Chemistry,1981,10(3):255-265.

[50] MártonKajtár Cs,Horváth-Toró,ÉvaKuthi,et al. A simple rule for predicting circular dichroism induced in aromatic guests by cyclodextrin hosts in inclusion complexes[J]. Acta Chimica Hungarica,1982,110(3):327-355.

[51] Kazuaki H,Hisashi U. The circular dichroism spectra of the beta- cyclodextrin complex with naphthalene derivatives[J]. Bulletin of the Chemical Society of Japan,1975,48(2):375-378.

[52] Kobayashi N. Two types of inclusion realised in the complexation between p-dimethylaminobenzoic acid and 2, 6- dimethyl- β- cyclodextrin[J]. Journal of the Chemical Society Chemical Communications,1989,16(16):1126-1128.

[53] Nagase Y,Hirata M,Wada K,et al. Improvement of some pharmaceutical properties of DY-9760e by sulfobutyl ether β- cyclodextrin[J]. International Journal of Pharmaceutics,2001,229(1):163-172.

[54] Troche-Pesqueira E, Pérez-Juste I, Navarro-Vázquez A, et al. A β-cyclodextrin-resveratrol inclusion complex and the role of geometrical and electronic effects on its electronic induced circular dichroism[J]. RSC Advances,2013,3(26):10242.

# 第3章　环糊精/天然药物的包合行为及性能研究

## 3.1　包合比的测定

药物与环糊精形成包合物时,包合比是研究包合行为的一个重要参数。在包合物的制备工艺过程中,药物与环糊精的投料比可以参考包合比进行,以此提高药物的载药量。同时,药物与环糊精包合比的测定也为包合模式的研究奠定了基础。包合比的测定一般是在水溶液中进行,通常采用紫外分光光度法进行包合比的测定。常用的测定方法主要有等摩尔连续变化法、摩尔比率法和平衡相溶解度法。

### 3.1.1　等摩尔连续变化法

等摩尔连续变化法也称 Job 曲线法,是一个比较经典的方法,一直以来被广泛应用于主客体配位比的测定[1,2]。其原理是保持主体与客体的总摩尔浓度恒定不变,连续改变主体与客体的比例,然后测定不同主客体比例混合溶液的吸光度值($A$),最后以两组溶液(有无主体环糊精溶液)的吸光度之差($\Delta A$)对摩尔分数($R$)作图,曲线的最高点对应的 $R$ 值即可确定包合物的包合比,当对应的 $R$ 值分别为 0.33、0.5、0.67 或 0.75 时,则说明主客体之间形成包合物的包合比对应为 2：1、1：1、1：2 和 1：3[3]。

杨云汉等[4]采用 Job 曲线法测定了长春胺(VIN)与羟丙基-β-环糊精(HP-β-CD)的包合计量比。首先,采用 pH = 10.5 的无水碳酸钠-碳酸氢钠缓冲溶液配置系列浓度梯度的 VIN 与 HP-β-CD 的混合溶液,维持体系总浓度为 80 μmol/L,然后使 VIN 与 HP-β-CD 的摩尔分数($R$)在 0 ~ 1 内变化,并在最大吸收波长 281nm 处测定吸光度($A$)。然后根据两组溶液(有无 HP-β-CD 溶液)的吸光度差值($\Delta A$)和摩尔分数得到如图 3.1 所示的 Job 曲线。观察曲线可得,当摩尔分数为 0.5 时,两组溶液的吸光度差值达到最大。由此,可以得出 VIN/HP-β-CD 包合物的包合比为 1：1[4]。

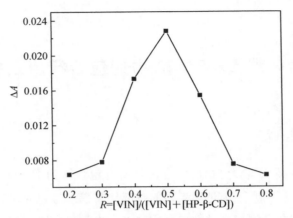

图 3.1　VIN/HP-β-CD 包合物在 pH=10.5 中的 Job 曲线

### 3.1.2　摩尔比率法

摩尔比率法[5]其实是紫外分光光度法的一种,其具体的操作方法是,首先固定主体或客体其中一个组分的浓度(一般固定客体分子),改变另外一组分(主体环糊精)的浓度,在最大吸收波长下测定其吸光度值。此时,吸光度值会随着环糊精浓度的变化而变化,当环糊精浓度达到一定值时,溶液的吸光度值将处于一个平衡点。最后,以主体分子的浓度作为横坐标,吸光度值作为纵坐标作图可得相应的曲线图。此时,曲线拐点对应的主体浓度(环糊精浓度)即为包合物形成时所消耗的主体量(环糊精量),由于客体分子(天然药物)的浓度是固定的,因此两者的比值就是主客体形成包合物的包合比。

张伟等[6]通过摩尔比率法测定了甲氧苄啶(TMP)与羟丙基-β-环糊精(HP-β-CD)以 1∶1 形成包合物。具体实验步骤为:在 5 个 100mL 容量瓶中分别配置浓度为 0.05mmol 的 TMP 原药,依次加入 0.02mmol、0.04mmol、0.05mmol、0.06mmol、0.08mmol 的 HP-β-CD 溶液后用蒸馏水定容并摇匀,静置一段时间后,用孔滤膜过滤溶液,取滤液稀释一定倍数,在 271nm 波长处分别测定各溶液的吸光度值。最后以 HP-β-CD 的浓度为横坐标,吸收度值为纵坐标作图。结果发现,吸光度值随着环糊精的浓度增加而增加,当 TMP 与 HP-β-CD 的摩尔浓度(0.05mmol/L)相等时其吸光度值恒定。此时,曲线的转折点处对应的环糊精浓度(0.05mmol/L)为 TMP 与 HP-β-CD 形成包合物时所消耗 HP-β-CD 的量。由于客体(TMP)浓度是固定的,因此二者的比值即为包合物的包合比为 1∶1。

### 3.1.3 平衡相溶解度法

平衡相溶解度法是由 Higuchi 和 Connors 提出[7],常被用于主客体包合比的确定,其具体操作方法是,通过将过量药物溶于不同浓度的环糊精溶液中,使其溶解达平衡,过滤后分别测定紫外吸收,然后计算药物分子的溶解度,最后以环糊精浓度为横坐标,药物溶解度为纵坐标,作图即为相溶解度曲线,其中相溶解度曲线分为:$A_L$、$A_P$、$A_N$、$B_S$ 和 $B_I$ 五种类型,如果相溶解度曲线为 $A_L$ 型,则可推断主客体的络合比为 1∶1。

杨丽娟等[8]通过平衡相溶解度法推测出了鬼臼毒素(POD)与 HP-β-CD 的包合比,具体操作方法为:称取过量鬼臼毒素于 7 个 10mL 圆底烧瓶内,加入浓度为 0mmol/L、1.5mmol/L、3.0mmol/L、4.5mmol/L、6.0mmol/L、9.0mmol/L、12.0mmol/L 的 HP-β-CD,避光恒温条件下超声 2h,静止 3 天待固液平衡,取上清液用 0.45 μm 微孔滤膜过滤,将滤液用蒸馏水稀释,并测定其紫外吸收。最后,以鬼臼毒素的浓度为纵坐标,HP-β-CD 浓度为横坐标,绘制相溶解度曲线(图 3.2)。由图 3.2 可知,POD 的溶解度随 HP-β-CD 浓度的增加而增加,根据 Higuchi 和 Connors 建立的模型分类,此平衡相溶解度曲线为 $A_L$ 类型,因此可推断出 POD 与 HP-β-CD 的化学计量比为 1∶1。

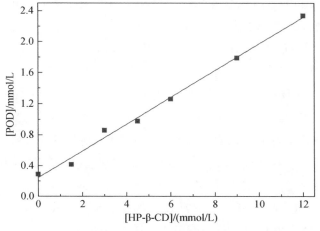

图 3.2 POD 与 HP-β-CD 的平衡相溶解度曲线[8]

## 3.2　包合模式研究

核磁共振波谱法(nuclear magnetic resonance spectroscopy, NMR)是目前推断环糊精包合物络合模式最有力的方法之一。当环糊精与客体分子发生包合作用后,由于周围环境极性的改变和分子之间范德华力,使客体分子产生去屏蔽效应,其位于空腔内的质子的化学位移会向低场移动。近年来,随着高分辨核磁共振仪的发展和二维核磁共振技术的发展,使 NMR 波谱法的应用技术不断提高。可以通过 NMR 波谱法对环糊精包合物的立体结构、动力学和热力学等参数进行定量研究。NMR 波谱法成为研究超分子体系结构的一个重要手段。通过$^1$H NMR、$^{13}$C NMR 和 2D ROESY 谱分析客体分子进入环糊精空腔内能否形成稳定包合物[9,10]。此外,利用非等价质子在 NMR 波谱法中的显著信号帮助环糊精对对映体进行识别研究[11,12]。

在采用 NMR 波谱法研究环糊精包合物时,可看出环糊精分子中的 H-3 和 H-5 位于空腔的内部,当形成包合物后,因受到客体分子的屏蔽作用,其化学位移向高场移动。而位于空腔外部的 H-2、H-4 和 H-6 一般不会受影响,但实际上由于包合后环糊精环状刚性结构的改变,其化学位移有时也会发生改变,只是变化相对较小。

例如,Ali[13]等采用$^1$H NMR 对 β-CD 与右旋氯霉素的包合物进行研究,他们通过 β-CD 上 H-3 和 H-5 化学位移值的改变和比值的大小来确定包合物的稳定性,以及客体分子插入环糊精空腔的深度。

杨丽娟等[14]通过$^1$H NMR 和 2D ROESY 谱探究了草乌甲素(crassicauline A, CLA)与 β-CD 形成包合物的包合模式,比较了包合物 CLA/β-CD 的$^1$H NMR 的谱图和空白 β-CD 的$^1$H NMR 的谱图(图 3.3)。由于 CLA 水溶性极差,因此当用 D$_2$O 作溶剂时,其$^1$H NMR 不会出现质子任何的信号。而当 CLA 与 β-CD 形成包合物后,由于 CLA 的水溶性大大提高,可以在其$^1$H NMR 的谱图上清晰地看到 CLA 的质子信号。如图 3.3 所示,CLA 的大多数质子的化学位移在 δ 1.0~3.4ppm 和 6.5~8.5ppm,可以明显地与环糊精的氢质子(δ 3.4~5.0ppm)区分开来。通过比较 CLA 这些质子的积分面积与 β-CD 的 H-1 的积分面积,同样可以计算出 CLA/β-CD 包合物的包合比为 1 : 1。

为了进一步研究二者的包合模式,将有 CLA 存在和无 CLA 存在下的 β-CD 质子

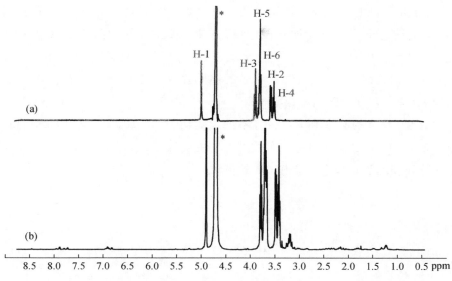

图 3.3　CLA 在 $D_2O$ 中有无 β-CD 存在下的 $^1H$ NMR,其中(a)为 β-CD、
(b)为 β-CD/CLA 包合物(＊的标记峰为水峰)

的化学位移列入表 3.1。从表 3.1 可以清楚地看到,与 CLA 形成包合物后,β-CD 的 H-5 的化学位移变化较小,相反,H-1、H-2、H-3、H-4 和 H-6 的化学位移都发生较明显的变化(0.08 ~ 0.09 ppm)。值得注意的是,形成包合物后 β-CD 的 H-3 的化学位移变化了 0.09 ppm,而 H-5 的化学位移变化较小,只有 0.07 ppm。由于 H-3 和 H-5 都位于 β-CD 空腔的内部,且 H-3 靠近空腔的宽口端,H-5 靠近空腔的窄口端,再结合上述分析,可以初步推断 CLA 可能是从靠近 H-3 的宽口端进入 β-CD 的空腔。

表 3.1　β-CD 和 β-CD/CLA 包合物的化学位移

|  |  | $\delta$/ppm | |
| --- | --- | --- | --- |
|  |  | β-CD | β-CD/CLA 混合物 |
| H-1 | d | 4.99 | 4.91 |
| H-2 | dd | 3.57 | 3.49 |
| H-3 | dd | 3.88 | 3.79 |
| H-4 | dd | 3.50 | 3.42 |
| H-5 | m | 3.80 | 3.73 |
| H-6 | dd | 3.78 | 3.69 |

2D NMR 光谱的分子间偶极交叉相关,可以为主客体分子间原子空间接近关系提供重要信息[15]。当两个质子在空间上靠得很近时,在 NOESY 谱图或 ROESY 谱图上可以产生核 Overhauser 效应( NOE)的交叉相关。当两个分子中的质子有 NOE 的交叉相关存在时,说明两个质子的空间接近程度在 0.4nm 范围内[16]。从 β-CD/CLA 包合物的 2D ROESY 谱(图 3.4)可以看出:CLA 的 H-2′/H-6′ 和 H-3′/H-5′ 质子与 β-CD 的 H-3 和 H-5 质子有明显的相关点( peak a);同时 CLA 的 H-23 质子与 β-CD 的 H-3 质子也有一个关键的相关点( peak b)。这些相关点信息表明 CLA 的芳环和乙酰基都进入了 β-CD 的空腔。

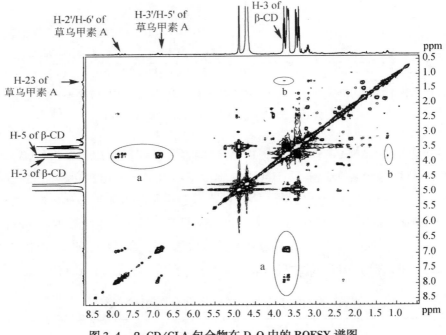

图 3.4　β-CD/CLA 包合物在 $D_2O$ 中的 ROESY 谱图

通过以上分析,可发现 CLA 的芳环和乙酰基都进入了 β-CD 的空腔。CLA 与 β-CD 形成超分子包合物的可能模式如图 3.5 所示。

## 3.3　包合物稳定常数的测定

超分子化学中的包合现象可以通过不同的物理方法来表征,而稳定常数是包

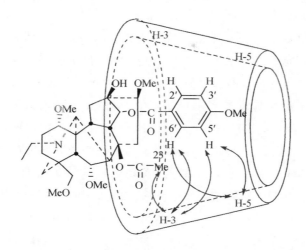

图 3.5 β-CD/CLA 包合物可能的包合模式以及关键的 NOESY 相关

合物定量分析的重要参数。测定稳定常数的方法包括光谱法、电化学法和热力学等。此外,圆二色谱法、核磁共振法和相溶解度法等都可以来测定包合物的稳定常数。本节仅就最常用的紫外光谱法、荧光光谱法和量热滴定法进行介绍。值得注意的是,不同的方法因测定条件不同,测定结果无可比性。在测定时需根据测定条件选择适合自己的方法。

### 3.3.1 紫外光谱法

环糊精由于其空腔内的电子云密度较高,能使进入的客体分子的电子云发生扰动,从而引起客体分子的紫外-可见吸收光谱的变化。客体分子与环糊精包合后,其紫外光谱变化通常相对较小。但由于环糊精空腔内激发态电子的部分屏蔽作用,一般会发生吸收峰向长波方向移动(红移)、谱带扩张和吸收强度降低等现象。

紫外分光光度法(ultraviolet spectrophotometry)可以从两个方面证实主客体分子是否包合成功:一方面是最大吸收波长的位置和吸收强度的变化来分析;另一方面是吸收曲线的轮廓与吸收峰位置和高度的变化来分析。在早期的研究工作中,Van Etten 等[17]提出,化合物 4-叔丁基苯酚在二氧六环和在 α-环糊精水溶液中具有十分相似的紫外吸收光谱,这一现象说明 4-叔丁基苯酚与环糊精包合后,环糊精的空腔为其提供了类似于二氧六环的环境。1982 年,Fujita 等[18]发现客体分子被包合进入生色基团修饰的 β-环糊精后,其紫外光谱发生蓝移。1983 年,Fujita[19]等采用差谱公式对单修饰 β-环糊精与长链脂肪酸的识别进行了研究,通过对主客体包合前后紫外吸收光谱的变化,进一步证实包合物的形成。Cramer[20]明确指出环糊精会影响客体分子的紫外吸收光谱的变化,这种光谱变化是客体分子受到环糊精空腔内的高电子密度诱导,导致其电子发生移动的结果。Kadride[21]等采用紫外二阶导数光谱法对环糊精与客体分子形成包合物的稳定常数进行测定。Ventura等[22]通过紫外分光光度法、核磁共振法以及圆二色谱法等方法对 DM-β-CD 与药物分子 disoxaril 的包合行为进行了研究,发现药物的紫外吸收受到不同浓度的DM-β-CD 的影响,其最大吸收波长发生红移,浓度最高时,红移最明显。

通过紫外–可见光谱对环糊精与客体分子包合行为的研究,可以获得包合物的化学计量比和稳定常数。根据吸光度的变化,采用 Benesi-Hildebrand 方程[23]计算稳定常数。此法适用的前提条件是药物必须有适当强度的紫外吸收。而对于不含发色基团的客体分子,Matsui[24]采用竞争包合技术和指示剂染料测定不含发色基团的客体脂肪醇与主体环糊精包合的稳定常数,进一步拓宽了紫外–可见光谱的应用范围。

杜瑶等[25]运用紫外光谱法研究了松属素(pinocembrin,PIN)与环糊精衍生物形成的主客体包合行为。测定了在酸性和碱性条件下,松属素(PIN)与 TM-β-CD和 DM-β-CD 的稳定常数。

具体操作步骤如下所述。首先,固定松属素(PIN)的浓度为 0.02mmol/L,按表3.2 配制 DM-β-CD 和 TM-β-CD 的浓度,并分别采用 $Na_2HPO_4$-柠檬酸和 $NaHCO_3$-无水 $Na_2CO_3$ 缓冲体系控制溶液的 pH 为 3.0 和 10.5,用体积比 1:4 的乙醇–水混合液和缓冲溶液定容,测定紫外–可见吸收光谱。

**表 3.2　紫外–可见光谱滴定 TM-β-CD,DM-β-CD**
**在 pH = 3.0、pH = 10.5 条件下的浓度梯度**

| 主体 | pH | 浓度梯度/(mmol/L) |
|---|---|---|
| TM-β-CD | 3.0 | 0,0.6723,0.9604,1.372,1.96,2.8,4 |
| | 10.5 | 0,0.2306,0.3294,0.6723,0.9604,1.96,2.8,4 |
| DM-β-CD | 3.0 | 0,0.1130,0.2306,0.3294,0.4706,0.6723,0.9604,1.372 |
| | 10.5 | 0,0.1614,0.2306,0.3294,0.6723,1.372,1.96,2.8 |

在 200～800nm 下扫描紫外–可见吸收光谱,得到 PIN/DM-β-CD 和 PIN/TM-β-CD 包合物的紫外–可见光谱滴定图(图 3.6)。图中插图为包合平衡常数($K_s$)和摩尔吸光系数($\Delta\varepsilon$)的非线性最小二乘曲线拟合分析。所有实验平行测定 3 次。

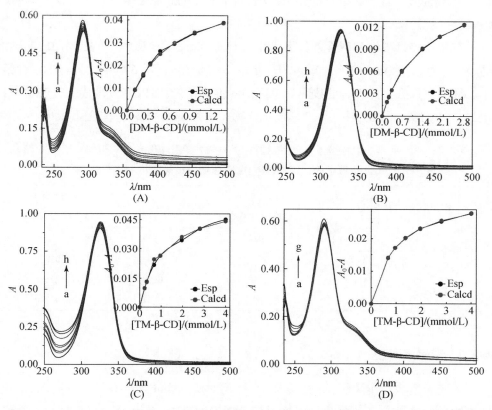

图 3.6　PIN(0.03mmol/L)在 pH = 3.0[(A)、(C)]和 pH = 10.5[(B)、(D)]的乙醇与缓冲溶液的混合溶液(1∶4,体积比)中加入 DM-β-CD、TM-β-CD(0～4.00mmol/L,分别是从 a 到 h 和从 a 到 g)的紫外–可见光谱滴定图

假设 PIN/甲基化-β-CD 包合物按 1∶1 包合,则 PIN 与甲基化-β-CD 的包合反应方程式为

$$\text{PIN+CDs} \underset{}{\overset{K_s}{\rightleftharpoons}} \text{PIN·CDs} \tag{3.1}$$

结合朗伯–比尔定律,有[PIN·CDs] = $\Delta A/\Delta\varepsilon$,则稳定常数 $K_s$ 为

$$K_s = \frac{\Delta A/\Delta\varepsilon}{\{[\text{PIN}]_0 - \Delta A/\Delta\varepsilon\}\{[\text{CDs}]_0 - \Delta A/\Delta\varepsilon\}} \tag{3.2}$$

式中,$\Delta A$ 表示有无 Me-β-CD 存在下 PIN 的吸光度变化;$\Delta\varepsilon$ 表示有无 Me-β-CD 存在下 PIN 的摩尔消光系数的差值;$[\text{PIN}]_0$ 表示 PIN 的原始浓度;$[\text{CDs}]_0$ 表示 Me-β-CD 的浓度。

本实验得到酸性和碱性条件下 PIN 与 PIN/DM-β-CD 和 PIN/TM-β-CD 包合物的稳定常数 $K_s$ 和吉布斯自由能 $-\Delta G°$,如表 3.3 所示。图 3.6 的插图通过非线性最小二乘曲线拟合。此拟合曲线具有良好的线性关系,说明以上假设成立,即 PIN 与 DM-β-CD、TM-β-CD 是按 1 : 1 形成包合物。重复实验,误差范围在 ±5% 内。

表 3.3　PIN 与 PIN/DM-β-CD、PIN/TM-β-CD 包合物在 pH = 3.0 和 pH = 10.5 的缓冲溶液中的稳定常数 $K_s$ 和吉布斯自由能变化 $-\Delta G°$

| 主体 | pH | 稳定常数 | | 吉布斯自由能变化 |
| --- | --- | --- | --- | --- |
| | | $K_s/(1/\text{mol})(K_s/\text{M}^{-1})$ | $\lg K_s$ | $-\Delta G°/(\text{KJ/mol})$ |
| DM-β-CD | 3.0 | 1928 | 3.2845 | 18.750 |
| | 10.5 | 826 | 2.9165 | 16.649 |
| TM-β-CD | 3.0 | 1046 | 3.0190 | 17.235 |
| | 10.5 | 941 | 2.9731 | 16.972 |

### 3.3.2　荧光光谱法

荧光光谱法操作简便、高效、结果可靠,但对研究物质纯度有较高的要求,不仅需要物质本身具有荧光性质。此外,当几种物质共存时,某些共存物质还会对自身的荧光光谱产生较大的干扰信号,因此对一些复杂体系有一定的限制。但有些天然芳香药物客体分子本身就具有荧光特性,因此包合物稳定常数的计算也可采用荧光法进行测定[26]。荧光光谱通常有荧光激发和荧光发射,具体指物质吸收短电磁辐射后,电子被激发跃迁至高单线态能级后返回至基态所产生的长波的特征发射光谱。通常,荧光光谱法主要分为荧光强度改变、荧光猝灭、荧光偏振[27]。在环糊精与药物包合过程中,通常是荧光强度发生改变,一般可根据 Benesi-Hildebrand 法[23]、双倒数法[28]推算出稳定常数($K_s$)。

如赵红红等[29]运用荧光光谱法测定了分解后白术挥发油与 β-环糊精和羟丙

基-β-环糊精的稳定常数。具体操作方法是,首先保持挥发油的质量不变,测定了β-CD 和 HP-β-CD 的浓度对挥发油荧光强度的影响。实验结果显示,随着 β-CD 和 HP-β-CD 浓度的增加,白术挥发油的发射波长未发生变化,但荧光强度逐渐增强,这一现象说明白术挥发油与 β-CD 和 HP-β-CD 之间发生了包合作用,环糊精的疏水空腔保护了白术挥发油分子,减少其荧光猝灭。通过双倒数法推算出了包合物的稳定常数($K_s$)。

### 3. 3. 3　量热滴定法

量热滴定是一种十分有效的研究环糊精键合热力学的手段,也是唯一一种能够直接测定反应焓变的方法。量热滴定的基本原理[3],是用量热计定量的测量在反应过程中所放出和吸收的热变,根据量热计提供的数据计算包合物形成时的焓变值($-\Delta H°$),从焓滴定程序算出平衡常数值。

Ikeda 等[30]通过滴定量热法研究了由 α-环糊精形成的分子管道与一些烷基磺酸盐($C_nSO_3Na$)的包结配位行为,发现长链的客体与分子管道形成更为稳定的配合物。其中 $C_{12}H_{25}SO_3Na$ 与分子管道包结配位的键合常数达到 $10^5$ 的数量级。

刘育等[31]近年来研究了一系列芳香取代环糊精对不同尺寸的环醇客体及手性分子的键合热力学行为,发现修饰环糊精比母体环糊精具有对客体分子更强的键合能力,而这种键合行为是增强的疏水相互作用所导致的有利的焓增的结果。

Onnainty 等[32]研究了药物氢氯噻嗪与 β-CD 的包合行为,比较了等温量热滴定和相溶解度两种方法来测定包合稳定常数。结果显示,两种方法得到的稳定常数较吻合。

## 3.4　环糊精/天然药物包合物的性能研究

近年来,环糊精由于生物相容性好、毒性低,在改善药物溶解度和溶出速率方面的应用已经取得了巨大的进展。目前为止,环糊精及其衍生物作为药物辅料已被许多国家药典收载,并且已经有大量以环糊精为载体的天然药物被制作为片剂、针剂、胶囊剂、栓剂和滴眼剂上市。采用环糊精包合技术将药物制成包合物后,明显改善了药物的理化性质,包括提高药物的溶解性、增强药物的稳定性、掩盖药物的不良气味和降低毒副作用等性能。

### 3.4.1　包合物溶解性能研究

　　溶解度虽然是药物自身的基本理化性质,但水溶性不好的药物可以通过环糊精包合技术得以改善。环糊精因具有内腔疏水、两端亲水的特殊结构,能将难溶性药物以非共价键的形式嵌入其空腔中,改善药物分散度,借助环糊精自身的亲水性,增加药物在水中的溶解度。大多数天然药物因其水溶性均较差,可以通过与环糊精包合后来提高其溶解度。

　　杨丽娟等[33]通过 HP-β-CD 来改善巴西木素的溶解性,首先制备了 HP-β-CD 与巴西木素的包合物,然后通过饱和溶液法测定了巴西木素与 HP-β-CD 包合前后的溶解度。具体方法如下:将过量的 HP-β-CD/巴西木素包合物加入超纯水(2mL,约 pH=6.0)中,并将溶液在室温下搅拌 24 h。将混合物用 0.45 μm 的乙酸纤维素膜过滤,在 287nm 下测量滤液的吸光度,并通过巴西木素标准曲线确定了巴西木素的含量。该研究结果显示,与天然药物巴西木素的溶解度(约 63.9mg/mL)相比 HP-β-CD/巴西木素包合物的水溶性提高至 103.5mg/mL。此外,还通过对照实验,室温下将 HP-β-CD/巴西木素包合物(125.0mg)(相当于 103.5mg 巴西木素)溶解于 1mL 水中,可观察到溶液是透明的,表明巴西木素与 HP-β-CD 形成包合物后其水溶性得到了显著提高。

　　杨波等[15]研究了羟丙基-β-环糊精与蒿甲醚的配位包合行为,通过对焓、熵和自由能进行分析,探索了识别过程的驱动力以及热力学;对 HP-β-CD /ATM 包合物体系的平衡相溶解度图进行研究,实验结果显示,蒿甲醚的溶解度随着 HP-β-CD 浓度的增大而线性提高, 表明 HP-β-CD 对蒿甲醚有较好的增溶效果。

　　周桂芝等[34]通过相溶解度法研究了水飞蓟素与磺丁基-β-环糊精(SBE-β-CD)包合前后的溶解度。实验结果显示,经磺丁基-β-环糊精包合后水飞蓟素中五种成分的溶解度均有所提高,且随 SBE-β-CD 溶液浓度的增加而增加。

### 3.4.2　药物稳定性研究

　　药物稳定性是指药物自身的物理、化学和生物学性质发生变化的过程,部分天然药物的稳定性会受温度、湿度、pH、光线、热、空气中的氧含量等条件影响,当其中一个条件改变时,天然药物的性质会受到一定的影响,如药物挥发性、药物晶形、药物颜色,有些天然药物甚至会发生化学反应生成有毒物质并抑制生物体的酶作用,进而影响药物自身的功效和作用。此外,稳定性低的天然药物也很难运输,其保质期限也较短。因此,改善天然药物的稳定性研究具有较大的现实意义,但在研究过程中应针对天然自身的性质而采取不同的措施。由于环糊精有疏水的空腔和亲水的表面,可以包合小分子天然药物制备成分子胶囊,产生物理屏蔽作用使药物被隔离,进而较好地保护药物分子,以此减少药物分子受外界因素的影响程度。目前为止,已经有大量研究者报道过环糊精能较好地改善天然药物稳定性的研究。

杨丽娟等[35]对橙皮素/HP-β-CD 包合物在生物环境中的稳定性进行了评估,跟踪了橙皮素和 HP-β-CD 的吸光度变化。首先,将固态橙皮素和橙皮素/HP-β-CD 包合物溶解在 pH=1.5(模拟人体胃液)和 pH=7.6(模拟人体肠液)的缓冲溶液中,然后在 326nm 下,间隔 12h 记录一次吸光度。结果如图 3.7 所示,在 pH=1.5 中,游离橙皮素的相对吸收含量逐渐减少了 11.5% 和 19.5%,但是,橙皮素/HP-β-CD 的相对吸光度仅下降了 6.5% 和 13.5%。在 pH=7.6 中,橙皮素和橙皮素/HP-β-CD 包合物的相对吸光度变化较平缓。以上结果均表明,在 pH=1.5 和 pH=7.6 下,橙皮素/HP-β-CD 包合物比游离橙皮素的稳定性更好。

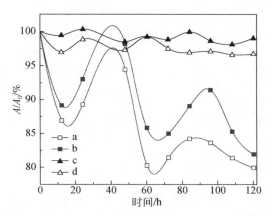

图 3.7　(a)橙皮素(pH=1.5)、(b)橙皮素/HP-β-CD 包合物(pH=1.5)、
(c)橙皮素(pH=7.6)、(d)橙皮素/HP-β-CD 包合物(pH=7.6)

杨俊丽等[36]通过模拟人体胃液和肠液的生物环境,对高丽槐素(MAA)与 HP-β-CD 形成包合前后的稳定性进行了考察。具体操作方法为:取 4 个 25mL 的棕色容量瓶,都加入一定体积的 MAA 溶液,然后在另外 2 个瓶里加入适量 HP-β-CD,用缓冲溶液–乙醇混合液(体积比,4:1)和 pH=1.5(模拟人体胃液)、pH=7.6(模拟

人体肠液)的缓冲溶液定容,静置于37℃恒温水浴中1h后,在最大波长310nm下每隔(12±2)h测定一次吸光度,所有实验平行测定3次。从图3.8可知,在pH = 7.6和pH = 1.5条件下,MAA的吸光度值均随时间的增加波动比较大,且紫外吸收随着时间的增加而分别降低了约70%和60%,这表明在一定程度下MAA会慢慢分解,而包合物在两种环境下的紫外吸收减少趋势明显小于MAA溶液的紫外吸收。从图3.8结果分析可得,MAA经HP-β-CD包合后,无论在酸性还是碱性条件下,其稳定性都有显著的提高。

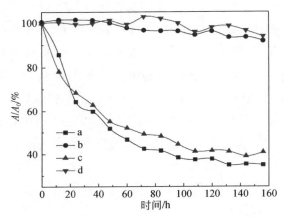

图3.8　(a)MAA在pH = 7.6、(b)MAA/HP-β-CD包合物在pH = 7.6、(c)MAA在pH = 1.5、(d)MAA/HP-β-CD包合物在pH = 1.5时相对吸光度值$A/A_0$[$A$为每(12±2)h周期测得的吸光度,$A_0$为原始吸光度]随时间变化的曲线

### 3.4.3　掩盖药物不良气味研究

　　天然药物中的苦味、涩味、腥味、异味是药物自身的性质,也是在配方设计中常遇见的一些问题。由于此类异味的存在,部分天然药物的应用也受到了一定的限制,若药物异味过重将很难被患者尤其是儿童接受,以此将会降低药物的使用范围。此外,若药物刺激性太强,当经过不同途径给药或做出不同剂型时,可能会产生不同刺激作用,进而影响药物的吸收程度。随着环糊精包合技术的深入研究,研究者已经证明,环糊精与药物包合之后由于药物进入环糊精空腔之中使药物得以掩蔽,所以可以通过物理屏蔽作用很好地掩盖药物的不良味道,以此拓宽药物在医药领域的应用价值。

　　如 Ono 等[37]制备了抗组胺药与环糊精的包合物,并对包合前后抗组胺药的苦味进行了研究。他们通过人的味觉测试证明了环糊精包合技术能有效地降低抗组胺药的苦味。此外,还通过人工味道传感器对环糊精抑制抗组胺药苦味进行了分析,均表明环糊精可通过与药物形成包合物而有效掩盖或消除抗组胺药物的苦味。

　　盐酸黄连素属于季铵类生物碱,可从黄连中提取主要用于治疗肠道感染、抗菌、高血压、高血脂等,但其味道极苦使其吸收和服用都受到了很大限制。刘映麓等[38]通过制备盐酸黄连素/β-环糊精包合物,对盐酸黄连素的苦味进行了改善。首先,分别配置不同比例 β-环糊精与盐酸黄连素的包合物溶液,通过直接口服进行品尝对苦味进行评价。实验结果得出,单体盐酸黄连素属于极苦类,β-环糊精与盐酸黄连素的配比为 5∶1 包合物属于苦类,而配比为 8∶1 的包合物属于微苦类,且随着环糊精量的加大味苦消失得更明显。

## 参 考 文 献

[1] Renny J S,Tomasevich L L,Tallmadge E H,et al. Method of continuous variations:applications of job plots to the study of molecular associations in organometallic chemistry[J]. Angewandte Chemie,2013,52(46):11998-12013.

[2] Valentina J C,Luigi R,Maddalena M,et al. Investigating the inclusion properties of aromatic amino acids complexing beta-cyclodextrins in model peptides[J]. Amino Acids,2015,47(10):2215-2227.

[3] 刘育,尤长城,张衡益. 超分子化学–合成受体的分子识别与组装[M]. 天津:南开大学出版社,2001,598-603.

[4] 杨云汉,赵雪秋,杜瑶,等. 长春胺与羟丙基-β-环糊精包合物的制备、表征及理论研究[J]. 中草药,2019,50(2):352-363.

[5] 何仲贵. 环糊精包合物技术[M]. 北京:人民卫生出版社,2008.

[6] 张伟,符华林,陈静,等. 羟丙基-β-环糊精包合甲氧苄啶的研究[J]. 中国畜牧兽医,2011,38(11):66-69.

[7] Higuchi T K,Connors A. Phase-solubility techinques[J]. Advance in Analytical Chemistry and Instrumentation,1965,4:117-211.

[8] Yang L J,Wang S H,Zhou S Y,et al. Supramolecular system of podophyllotoxin and hydroxypropyl-β-cyclodextrin:Characterization,inclusion mode,docking calculation,solubilization,stability and cytotoxic activity[J]. Materials Science & Engineering C Materials for Biological Applications,2017,76:1136-1145.

[9] Neuhaus D, Williamson N P. The nuclear overhauser effect in structural and conformational analysis[M]. New York: Verlag Chemie, 1989, 332(5): 658.

[10] Baur M, Kessler H. Novel suppression of the diagonal signals in the NOESY experiment[J]. Magnetic Resonance in Chemistry, 1997, 35: 877-882.

[11] Nakanishi H, Kanazawa K, Yamagaki T, et al. Nmr study about the structure and behavior of n-peralkylamino- cyclodextrins in aqueous and non- aqueous solvents[M]. Springer Netherlands, 1996, 33.

[12] Botsi A, Perly B, Hadjoudis E. (+)- and (−)-α-Pinene as chiral recognition probes with natural cyclodextrins and their permethylated derivatives, an aqueous NMR study[J]. Journal of the Chemical Society Perkin Transactions, 1997, 2(1): 89-94.

[13] Ali S M, Asmat F, Mahesshwari A. NMR spectroscopy of inclusion complex of D- (−)-chloramphenicol with beta- cyclodextrin in aqueous solution[J]. IL Farmaco, 2004, 59: 835-838.

[14] Chen W, Yang L J, Ma S X, et al. Crassicauline A/β- cyclodextrin host- guest system: preparation, characterization, inclusion mode, solubilization and stability [J]. Carbohydrate Polymers, 2011, 84: 1321-1328.

[15] Yang B, Lin J, Chen Y, Liu Y. Artemether/hydroxypropyl- β- cyclodextrin host- guest system: characterization, phase- solubility and inclusionmode[J]. Bioorganic & Medicinal Chemistry, 2009, 17(17): 6311-6317.

[16] Correia I, Bezzenine N, Ronzani N, et al. Study of inclusion complexes of acridine with β- and (2,6-di-O-methyl)-β- cyclodextrin by use of solubility diagrams and NMR spectroscopy[J]. Journal of Physical Organic Chemistry, 2002, 15(9): 647-659.

[17] Van Etten R L, Sebastian J F, Clowes G A, et al. Acceleration of phenyl ester cleavage by cycloamyloses. A model for enzymic specificity[J]. Journal of the American Chemical Society, 1967, 89(13): 3242-3253.

[18] Fujita K, Ueda T, Imoto T, et al. Guest-induced conformational change of β-cyclodextrin capped with an environmentally sensitive chromophore[J]. Bioorganic Chemistry, 1982, 11: 2072-2084.

[19] Fujita K, Ueda T, Magakura A, et al. Recognition of alkaoates by a β-cyclodextrin flexibly capped with a chromophore[J]. Bioorganic Chemistry, 1982, 11(2): 108-114.

[20] Cramer F, Hettler H. Inclusion compounds of cyclodextrins[J]. Die Naturwissenschaften, 1967, 54(24): 625-632.

[21] Kadri de M, Djemil R, Abdaoui M, et al. Inclusion complexes of N-sulfamoyloxazolidinones with β-cyclodextrin[J]. Bioorganic & Medicinal Chemistry Letters, 2005, 15(4): 889-894.

[22] Ventura C A, Giannone I, Musumeci T, et al. Physico- chemical characterization of disoxaril-

dimethyl-β-cyclodextrin inclusion complex and *in vitro* permeation studies[J]. European Journal of Medicinal Chemistry,2006,41(2):233-240.

[23] Benesi H A,Hildebrand J H. A spectrophotometric investigation of the interaction of iodine with aromatic hydrocarbons[J]. Journal of the American Chemical Society,1949,71(8):2703-2707.

[24] Matsui Y,Mochida K. Binding forces contributing to the association of cyclodextrin with alcohol in an aqueous solution [J]. Bulletin of the Chemical Society of Japan, 1979, 52 (10): 2808-2814.

[25] 杜瑶,周树娅,杨云汉,等. 松属素与甲基化-β-环糊精的分子识别研究[J]. 分析化学, 2019,47(3):371-379.

[26] 江云宝,黄贤智,陈国珍. 荧光光谱法测定环糊精包络物的形成常数[J]. 化学通报,1990, 9:46-49.

[27] 高苏亚. 药物分子与生物相关物质相互作用的方法学研究及其在药物分析中的应用[D]. 西安:西北大学,2012.

[28] Catena G C,Bright F V. Thermodynamic study on the effect of β-cyclodextrin inclusion with anilinonaphthalenesulfonates[J]. Analytical Chemistry,1989,61(8):905.

[29] 赵红红,阎克里,刘焕蓉. 荧光光谱法研究分解后白术挥发油与 β-环糊精和羟丙基-β-环糊精的包合作用[J]. 分析科学学报,2016,32(4):520-524.

[30] Ikeda T,Hirota E,Ooya T,et al. Thermodynamic analysis of inclusion complexation between α-cyclodextrin-based molecular tube and sodiumalkyl sulfonate [J]. Langmuir, 2001, 17 (1): 234-238.

[31] Liu Y,Yang E C,Yang Y W,et al. Thermodynamics of the molecular and chiral recognition of cycloalkanols and camphor by modified β-cyclodextrins possessing simple aromatic tethers[J]. Journal of Organic Chemistry,2004,69(1):173-180.

[32] Onnainty R,Schenfeld E M,Quevedo M A, et al. Characterization of the hydrochlorothiazide:β-cyclodextrin inclusion complex. experimental and theoretical methods[J]. Journal of Physical Chemistry B,2013,117(1):206-217.

[33] Yang L J,Chang Q,Zhou S Y,et al. Host-guest interaction between brazilin and hydroxypropyl-β-cyclodextrin:preparation, inclusion mode,molecular modelling and characterization[J]. Dyes & Pigments,2018,150:193-201.

[34] 周桂芝,吴珏,杨雪晗,等. 水飞蓟素–磺丁基-β-环糊精包合物的制备[J]. 中草药,2019, 50(17):4100-4107.

[35] Yang L J, Xia S, Ma S X, et al. Host-guest system of hesperetin and β-cyclodextrin or its derivatives: preparation, characterization, inclusion mode, solubilization and stability [J].

Materials Science and Engineering:C,2016,59:1016-1024.

［36］杨俊丽,杨云汉,杜瑶,等. 高丽槐素与羟丙基-β-环糊精包合行为及其分子模拟研究［J］. 中国新药杂志,2019,28(15):1889-1895.

［37］Ono N, Miyamoto Y J, Ishiguro T, et al. Reduction of bitterness of antihistaminic drugs by complexation with β- cyclodextrins［J］. Journal of Pharmaceutical Sciences,2011,100(5): 1935-1943.

［38］刘映麓,罗晓燕,尹春南. 盐酸黄连素的苦味包合研究［J］. 广东药学,1999,(3):24-25.

# 第4章 环糊精/天然药物包合物的理论研究方法

　　理论研究方法可以从分子、原子甚至电子水平上研究主客体分子间相互作用的本质和方式。目前,计算机水平正以飞快的速度发展着,计算模拟的研究越来越成熟,研究可行度也越来越高,而且理论方法也日臻完善,因而引起了许多科研工作者的浓厚兴趣。分子模拟并不仅仅局限于计算模拟,而是在基于分子-原子水平上通过计算机来模拟其结构与行为。通过模拟技术可以得到主客体系统的三维结构和物理化学性质[1]。计算机模拟计算得到的结果可以用来预测和指导相关的实验过程、定性地解释实验事实。环糊精作为超分子化学领域内重要的主体化合物,与天然药物识别与组装方面的研究对超分子药物的发展具有重大意义。近年来,计算化学已成为研究环糊精本身的物理和化学性质以及环糊精与天然药物分子络合作用的重要工具[2-9]。目前,研究环糊精与天然药物形成的超分子体系主要有四种理论研究方法:量子力学、分子动力学、分子对接和定理构效关系。

## 4.1 环糊精/天然药物体系的量子力学计算

　　量子力学的建立没有任何实验事实或经验规律作依据。它是通过严格的逻辑、从少数几条公理出发演绎而成的理论体系。量子力学方法能精确地对电子的运动情况进行描述,因而涉及原子、分子和晶体的电子层结构[10,11]。还包括分子间作用力、化学反应理论、化学键理论、各种光谱、波谱和电子能谱理论,以及无机化合物、有机化合物、生物大分子和各类功能性材料的结构、性能等信息,都可以通过量子力学法研究得到。对于简单的分子或电子数量较少的体系可进行几何结构优化、振动频率分析、反应过渡态、反应势能面的确定,反应路径分析、热力学数据(如反应焓变、活化能等)分析、电子和电荷的分布、反应速率常数分析等。还可进行光谱、能谱分析,例如红外光谱、紫外光谱、核磁共振谱等。

　　量子力学虽然应该广泛且具有较高的精度,但是由于环糊精分子结构较大,原子数较多且具有一定的柔性,使用量子化学方法计算环糊精体系将耗费大量的计算资源与时间。显然,这限制了量子化学在环糊精体系上的应用。但随着计算机性能的不断发展,计算速度得以提升。目前研究环糊精与天然药物包合体系的量子化学计算方法有半经验(semiempirical)方法、从头算(ab initio)方法和密度泛函理论(density functional theory,DFT)。

半经验法则可用来计算大分子体系,但是该方法参数化重复了实验中的分子数量巨大,导致了半经验方法的计算精确度是有限的。目前,半经验(PM3、PM6和PM7等)方法被广泛用于研究天然药物与环糊精的包合模式,半经验方法避免了求解复杂的量子力学方程,恰好对于研究复杂的有机大分子体系来说十分有利。PM3[12,13]是研究环糊精包合体系的最常用的半经验方法,通常采用坐标放置法[14]来模拟天然药物进入环糊精空腔的过程,将环糊精的糖苷键置于 $XY$ 平面上,将环糊精的中心作为整个坐标体系的原点。天然药物分子的轴心置于 $Z$ 轴上,使得天然药物分子与环糊精的糖苷氧原子构成的平面相互垂直。初始模型构建后,使天然药物不断接近,进入和穿越环糊精的空腔,每移动一步即产生一个主客体复合物的构型,此时有两种计算方式:一是进行单点能计算[15],二是进行主客体复合物结构的全优化[16]。

从头计算法指基于量子力学基本原理直接求解薛定谔方程的量子化学计算方法。从头计算法的特点是只采用了几个物理常数而对多电子积分完全加以计算,不忽略或近似任何积分。对各种不同的化学体系采用基本相同的方法进行计算。从头算方法中使用较多的是 HF(Hartree-Fock)方法和 MP(Møller-Plesset)方法。HF 方法与 MP 方法相比,忽略了大部分的电子相关作用,因而 MP 方法计算精度较高,但计算量较大。因此对环糊精体系多采用的是 HF 方法[17-19]。

密度泛函理论是采用泛函对薛定谔方程进行求解,是一种研究多电子体系电子结构的量子力学方法。密度泛函理论在物理和化学上都有广泛的应用,特别是用来研究分子和凝聚态的性质,是凝聚态物理计算材料学和计算化学领域最常用的方法之一,它包含了电子相关,计算精度比 HF 方法好,计算速度比 MP 方法快。作为当今最为常用的量子化学计算方法之一,DFT 方法也被广泛应用于环糊精体系的研究[20-23]。虽然 HF 方法可以得到比较满意的环糊精构型,但计算环糊精的相对能量则使用包含电子相关效应的 DFT 方法。对于环糊精体系,一般是在经半经验方法优化所得构型基础上进行 DFT 水平的单点能计算,但也有研究学者使用该方法对环糊精包合系统进行了构型优化。

本章以长春胺(VIN)与羟丙基-β-环糊精(HP-β-CD)、柚皮素(NAR)与 β-环糊精(β-CD)构筑的主客体包合体系为例[24,25],讨论量子化学计算在研究环糊精/天然药物包合体系的基本方法。

### 4.1.1　HP-β-CD 与 VIN 包合体系的量子化学研究

HP-β-CD 与 VIN 的初始结构取自剑桥晶体数据库,并采用半经验 PM3 方法,在没有任何对称性条件约束下进行结构优化以获取几何平衡结构。经结构分析,VIN 的分子尺寸较大,无法穿越 HP-β-CD 的空腔,且 VIN 分子也无法从 HP-β-CD 的窄口端进入,但与 HP-β-CD 的宽口端空间匹配度较高。基于此条件,采用坐标放置法构建两条包合物形成的可能路径(图 4.1)。使 C* 原子带动整个 VIN 分子从 $Z$ 轴的正方向进入 HP-β-CD 的空腔,主客体之间的距离由 0.8 nm 处逐渐向坐标原点移动,每步移动 0.05nm。采用 PM3 方法对每一步所形成的主客体包合物进行单点能计算以获取能量变化曲线。VIN 进入 HP-β-CD 空腔时的势能变化如图 4.2 所示。显然,对于两条路径来说,VIN 在 0.8 ~ 0.3nm 时整个体系的能量不断降低,随后路径 1 的势能有小幅度的上升后降至全局最小值 n 点(0.15nm),路径 2 在 0.2nm(m 点)处时的能量处于全局最小值。随着 VIN 的进一步进入 HP-β-CD 的空腔,由于原子间斥力与位阻效应的影响,路径 1 和路径 2 的能量急剧上升。为便于后续描述,将路径 1 和路径 2 中能量最低时所对应的结构分别称为包合物 n 与包合物 m。

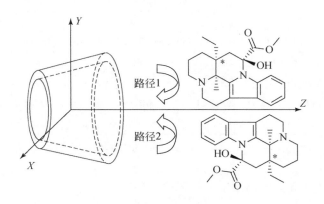

图 4.1　VIN 进入 HP-β-CD 空腔的两种可能取向

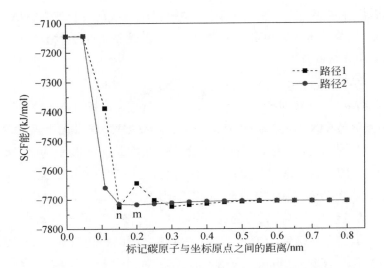

图4.2　VIN 进入 HP-β-CD 空腔时的势能扫描图

为了提高计算的准确性,将两条路径中能量最低的包合物结构进行 PM3 全优化。以便进一步确定最优包合模式。经 PM3 计算得到的主客体及其包合物的相关热力学参数见表4.1。包合物 n 的结合能为−55.59kJ/mol,而包合物 m 的结合能为−43.75kJ/mol,越稳定的包合物具有越负的结合能,因此包合物 n 要比包合物 m 更加稳定。

表4.1　VIN、HP-β-CD 及其包合物的相关热力学参数

| 样品 | 偶极矩/<br>D | $E/$<br>(kJ/mol) | $\Delta E/$<br>(kJ/mol) | $H/$<br>(kJ/mol) | $\Delta H/$<br>(kJ/mol) | $G/$<br>(kJ/mol) | $\Delta G/$<br>(kJ/mol) | $S/$<br>[J/(mol·K)] | $\Delta S/$<br>[J/(mol·K)] |
|---|---|---|---|---|---|---|---|---|---|
| VIN | 1.81 | 803.14 | — | 805.59 | — | 612.16 | — | 648.75 | — |
| HP-β-CD | 12.56 | −2 360.53 | — | −2 358.06 | — | −3 126.40 | — | 2 577.03 | — |
| 包合物 n | 14.10 | −1 613.01 | −55.59 | −1 610.54 | −58.07 | −2 470.80 | −37.44 | 2 885.33 | −340.46 |
| 包合物 m | 12.70 | −1 601.17 | −43.75 | −1 598.69 | −46.26 | −2 473.44 | −40.49 | 2 933.93 | −291.86 |

$\Delta E = E_{包合物} - (E_{主体} + E_{客体})$；$\Delta H = H_{包合物} - (H_{主体} + H_{客体})$；$\Delta G = G_{包合物} - (G_{主体} + G_{客体})$；$\Delta S = S_{包合物} - (S_{主体} + S_{客体})$。

### 4.1.2　β-CD 与 NAR 包合体系的量子化学研究

NAR 的初始结构由 Gaussian View 构建,β-CD 的结构取自剑桥晶体数据库,分别采用 B3LYP/6-31G(d)和半经验 PM3 方法,在没有任何对称性条件约束下进行

结构优化以获取几何平衡结构。通过 Gaussian View 构建 NAR 与 β-CD 的包合过程:把 β-CD 的氧苷原子所围成的圆放置在 $XY$ 坐标平面上,圆心定义为整个坐标的原点,然后,将 NAR 放置在 $Z$ 轴的正方向上。主客体之间的距离即坐标原点与 NAR 标记碳原子之间的距离,图 4.3 显示了 NAR 进入 β-CD 空腔的两条可能路径:路径 1 和路径 2,使 C* 原子带动整个 NAR 分子从 $Z$ 轴的正方向进入 β-CD 的空腔并穿越至 $Z$ 轴负方向。主客体之间的距离由 +1nm 到 −1nm 变化,每步移动 0.1nm。采用 PM3 方法对每一步所形成的主客体包合物进行全优化,以便进一步确定最优包合模式。

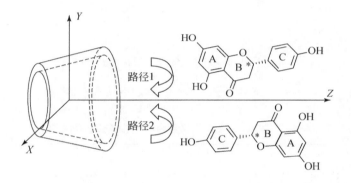

图 4.3　NAR 进入 β-CD 空腔的两种可能取向

NAR 沿着 $Z$ 轴从 +1nm 至 −1nm,不断地接近并穿越 βCD 的空腔,每步移动 0.1nm,一共移动 20 步,共有 21 个驻点,每一个驻点的结构均用 PM3 方法进行全优化。根据 Rajendiran 等的方法,以结合能为评价指标,分析 β-CD 与 NAR 包合物的最稳定构型,结合能越负就表示包合物越稳定。两条路径穿越过程中结合能的变化如图 4.4 所示:路径 1(NAR 以 A 环从 $Z$ 轴的正方向进入)的结合能在 −6.66kJ/mol ~ −40.48kJ/mol 的范围内波动。而路径 2(NAR 以 C 环从 $Z$ 轴的正方向进入)的结合能在 −9.17kJ/mol ~ −43.25kJ/mol 的范围内波动。两条路径的能量曲线都具有类似的变化趋势:当 NAR 不断进入 β-CD 空腔时,包合物体系的结合能升高,随着 NAR 脱离 β-CD 空腔时,包合物体系的结合能降低。从图 4.4 可以看出,两条路径中最稳定的结构分别为:路径 1 中 0nm 处 J 点(−40.48kJ/mol)和路径 2 中 0.3nm 处 f 点(−43.25kJ/mol)所对应的构型。显然,包合物 f 要比包合物 J 更加稳定。表 4.2 为 NAR、β-CD 及其包合物的相关热力学参数表。

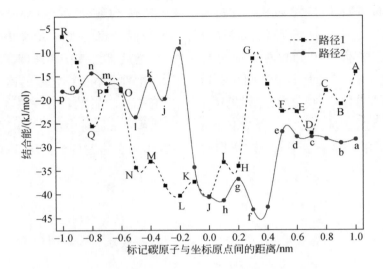

图 4.4　NAR 进入 β-CD 空腔时的结合能扫描图

**表 4.2　NAR、β-CD 及其包合物的相关热力学参数**

| 样品 | 偶极矩/D | E/(kJ/mol) | ΔE/(kJ/mol) | H/(kJ/mol) | ΔH/(kJ/mol) | G/(kJ/mol) | ΔG/(kJ/mol) | S/[J/(mol·K)] | ΔS/[J/(mol·K)] |
|---|---|---|---|---|---|---|---|---|---|
| NAR | 2.81 | 43.86 | — | 46.33 | — | −120.30 | — | 0.0320 | — |
| β-CD | 6.35 | −2 779.13 | — | −2 776.66 | — | −3 301.68 | — | 0.1007 | — |
| 包合物 J | 8.38 | −2775.76 | −40.48 | −2773.28 | −42.96 | −3 459.42 | −37.44 | 0.1141 | −0.01850 |
| 包合物 f | 8.48 | −2778.53 | −43.25 | −2776.05 | −45.73 | −3 462.47 | −40.49 | 0.1151 | −0.01760 |

$\Delta E = E_{包合物} - (E_{主体} + E_{客体})$；$\Delta H = H_{包合物} - (H_{主体} + H_{客体})$；$\Delta G = G_{包合物} - (G_{主体} + G_{客体})$；$\Delta S = S_{包合物} - (S_{主体} + S_{客体})$。

## 4.2　环糊精/天然药物体系经典力学原理的计算

基于经典力学原理的计算方法有分子力学(molecular mechanics,MM)和分子动力学模拟(molecular dynamic simulation,MDS)。

（1）分子力学方法

分子力学(MM)将分子作为在势能面上运动的力学体系来处理,通过求解牛顿运动方程来获得分子的结构和能量等性质,可以计算体积庞大且结构复杂的分子稳定模型、热力学参数以及振动光谱等,可用于研究药物分子、团簇体和生物大分子。其主要依据是分子力场,使用的是经典力学方程,而不是薛定谔方程。因此,分子力学法无法获得那些分子中的电子分布性质(如态密度、过渡态和电子结合能等),但它的计算速度很快,在环糊精的超分子体系计算中,常用于环糊精结构的优化以及结合能的计算[26-29]。

在分子力学中,描述原子间相互作用的数学函数叫做力场。目前处理环糊精体系使用最多的为 AMBER 和 CHARMM 力场,另外,GROMOS、CVFF、MM2 和 MM3 等力场也曾被应用于处理该体系。分子力学计算可以得到分子的最低能量构象,而在此基础上分子动力学通过对牛顿运动公式的积分可以得到最低能量构象附近的一系列合理构象[30]。

(2)分子动力学模拟

分子动力学模拟是应用分子力场,根据牛顿运动力学原理发展起来的一种计算方法。可以模拟生物大分子体系或超分子体系的构象随时间的变化,并利用轨迹文件求得体系与时间相关的性质。例如可以计算体系的能量、分子间相互作用能、均方根偏差(RMSD)、均方根涨落(RMSF)、回旋半径($R_\mathrm{g}$)、径向分布函数(RDF)、键长、键角、二面角等性质随时间的变化。在动力学模拟得到构象的基础上,可以根据统计力学求得体系的自由能,从而判断体系的稳定性以及分子间的相互作用。分子动力学模拟的发展越来越成熟,并且强大的计算能力已能解决许多问题,满足人们的多种需求,由此也促进了各种分子动力学模拟软件的快速发展。但由于分子动力学模拟忽略了量子效应,而采用数理积分方法,故仅限于研究短时间范围内的运动,而对时间较长的运动问题则无法进行模拟。尽管如此,分子动力学方法可以处理很大的溶液体系,并且结合自由能计算方法成为目前研究环糊精体系最常用的方法之一。目前基于分子动力学模拟的自由能计算方法主要有 3 种:自由能微扰(free energy perturbation,FEP)方法、热力学积分(thermodynamic integration,TI)方法、分子力学/泊松-玻耳兹曼表面积[ Molecular Mechanics/Poisson-Boltzmann Surface Area(MM/PBSA)]方法[31-38]。

## 4.3　环糊精/天然药物体系的分子对接计算

### 4.3.1　分子对接简介

分子对接就是两个或多个分子之间通过几何匹配和能量匹配而相互识别的过

程。分子对接的基本原理是把配体分子放在受体活性位点的位置,然后按照几何互补和能量互补的原则来实时评价配体与受体相互作用的优劣,并找到两个分子之间最佳的结合模式。分子对接依据配体与受体作用的"锁-钥原理"(lock and key principle),模拟小分子配体与受体大分子相互作用。配体与受体相互作用是分子识别的过程,主要包括静电作用、氢键作用、疏水作用、范德华作用等。通过计算,可以预测两者间的结合模式和亲和力。

"锁-钥原理"和分子对接有两点差异:①在分子对接中,"锁"和"钥匙"可以是柔性的,即配体和受体的构象可以是变化的,而不是刚性的。配体和受体分子在对接过程中互相适应对方,从而达到更完美的构型匹配;②分子对接不仅要满足空间形状的匹配,还要满足能量的匹配。配体和受体分子之间能否结合以及结合的强度最终由形成复合物过程的结合自由能变化($\Delta G_{binding}$)决定。分子对接方法的两大课题是分子之间的空间识别和能量识别。空间匹配是分子间发生相互作用的基础,能量匹配是分子间保持稳定结合的基础。对于几何匹配的计算,通常采用格点计算、片断生长等方法,能量计算则使用模拟退火、遗传算法等方法。分子对接方法是研究小分子与大分子相互作用模式、生物大分子间识别、分子自组装、超分子结构等课题的常用方法之一[39-44]。

分子对接的最常用软件有 AutoDock、DOCK 和 FlexX 等。

分子对接方法根据不同的简化程度大致可以分为三类:刚性对接、半柔性对接和柔性对接。

刚性对接:在对接过程中,研究体系的构象不发生改变。

半柔性对接:在对接过程中,研究体系尤其是配体的构象允许在一定范围内变化,半柔性对接适合于处理小分子和大分子之间的对接,在对接过程中,小分子的构象一般可以变化,大分子设置成刚性。

柔性对接:指在对接过程中,研究体系的构象基本是可以自由变化的,柔性对接应用于精确考察分子之间的识别情况,计算量最大。

### 4.3.2　分子对接在环糊精/天然药物包合体系中的应用

AutoDock 是一个应用广泛的分子对接程序,由 Olson 科研组开发的一个免费程序,使用一种半经验自由能力场评价对接过程中的构象变化。AutoDock 应用半柔性对接方法,大分子作为刚性受体,而小分子允许构像发生变化,根据计算出的结合自由能作为评价指标,分析对接结果。

本章以秦皮素(FRA)与 β-环糊精(β-CD)包合体系为例,探讨 AutoDock 在研究环糊精/天然药物包合体系中的基本方法。

(1)主客体分子模型的准备

天然药物 FRA 分子由 GaussView 软件构建,通过 Gaussian 03 程序,采用 B3LYP/6–31+G$^*$方法及基组优化 FRA 的分子构型,确认优化后的 FRA 无虚频,以保证分子结构处于能量最小状态。β-CD 的结构可以从蛋白质晶体结构数据库 PDB 或剑桥晶体数据库中获得。用半经验 PM3 方法对 β-CD 的结构进行几何构型优化和频率计算。检查得到的输出文件,未发现虚频,证明优化后的分子构象处于最小能量状态。优化后的 FRA 与 β-CD 的结构作为后续对接计算的输入构型。

(2)分子对接文件的准备及参数设置

首先对环糊精分子进行处理,添加极性 H 原子,添加各原子的电荷,设置 β-CD 分子为受体,FRA 分子为配体,使用 AutoDockTools 软件建立格点能量图参数文件。设置 β-CD 受体格点盒子尺寸为:40 Å × 40 Å × 40 Å(可根据不同环糊精调整格点盒子尺寸),格点间距为 0.375nm,格点盒子中心为 β-CD 分子几何结构中心点,保存为格点计算参数文件。使用 AutoGrid 4.2 计算格点能量图。然后通过拉马克遗传算法,将 FRA 对接到 β-CD 的空腔中,执行 50 次构象搜索,后进行聚类分析。

(3)结果分析

通过 50 次构象搜索获得了一些不同的能量构象。软件默认 2.0 Å 的均方根偏差把相接近的构象进行成簇分析(图 4.5)。通过比较不同簇之间的结合能和构象,发现优势构象聚集成簇,收敛性好,可靠性高。在 50 次的对接结果中:最优构象簇为 24 次,第二优势构象为 9 次,第三优势构象为 3 次,第四优势构象为 12 次,第五、第六优势构象各 1 次。值得注意的是,这 5 种优势构象差别甚微,结合能区间约为–4.5 ~ –4.1kJ/mol,这说明收敛性很好。在所有的对接结果中,并没有发现有任何 FRA 分子处于 β-CD 空腔以外的构象出现,这说明了 FRA 与 β-CD 之间能形成稳定的超分子包合物。

图 4.6 显示了最小结合能的对接构象,从图中可以清楚看见 FRA 分子完全进入 β-CD 的空腔中,FRA 斜靠在环湖精的内壁且几乎处于 β-CD 空腔的几何中心。FRA 分子的 7 号位羟基氢与 β-CD 的氧苷原子形成一条长为 2.211 Å 的氢键。从

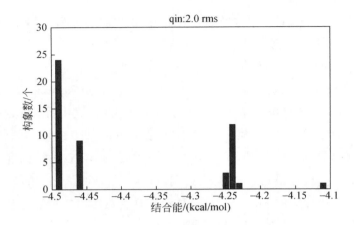

图 4.5　FRA 与 β-CD 对接结果的成簇分析图

对接的最优构象来看,FRA 分子的 B 环从 β-CD 的窄口端进入,最终形成主客体包合物。

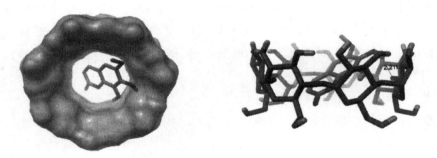

图 4.6　FRA 与 β-CD 对接的最小能量构象图

　　进一步将分子对接得出的主客体对接构象与二维核磁共振推断的结果进行对比。首先采用饱和水溶液法制备 FRA/β-CD 的包合物,其具体实验操作是:分别准确称取主体 β-CD(0.01 mmol)和客体 FRA(0.02 mmol)于 25 mL 圆底烧瓶中,加入 2 mL 无水乙醇和 8 mL 水使混合物溶解,然后在室温避光下持续搅拌 6 天,用 0.45 μm 微孔膜过滤,减压蒸馏并在 50 ℃ 真空干燥,得到黄色固体粉末,即为 FRA/β-CD 包合物。包合物样品溶解在 99.98% D$_2$O 中并在使用前过滤。2D ROESY 谱在 Bruker Avance DRX 光谱仪(500 MHz)上获得。

　　FRA/β-CD 包合物的 2D ROESY 谱如图 4.7 所示,从图中可以看出,FRA 的 H-5 质子与 β-CD 的 H-3 质子有相关性。结果表明,FRA 被包合进入了 β-CD 的空腔中,且 FRA 的甲氧基端朝向 β-CD 的宽口端,该推断结果与分子对接得出的主客体络合模式一致。

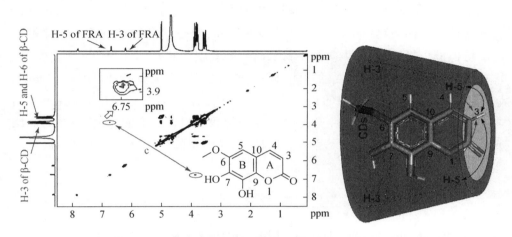

图 4.7　FRA/β-CD 包合物的 2D ROESY 谱与推断出的包合模式($D_2O$,298 K)

## 4.4　环糊精/天然药物体系的定量构效关系计算

　　定量结构-活性关系(quantitative structure-activity relationship,QSAR)和定量结构-性质关系(quantitative structure-property relationship,QSPR)研究已成为国际上一个活跃的研究领域,QSAR/QSPR 的研究对象包括化合物的各种生物活性、毒性、药物的各种代谢动力学参数和生物利用度以及分子的各种物理化学性质和环境行为等,研究领域涉及化学、生物、医学以及环境等诸多学科。定量结构-活性/性质关系(QSAR/QSPR)成为化学信息学研究的热点。它主要应用统计学和理论计算的方法研究化合物的分子结构与其物理、化学性质之间的定量关系,旨在通过合理的数理统计方法建立起一系列化合物的生理活性或某种性质(如药物的毒性、药效学性质、药物代谢动力学参数与生物利用度等)与其理化性质参数或者结构参数(包括二维分子结构参数、三维分子结构参数等)之间的定量关系。然后通过这些定量关系猜测化合物的相应特性,指导设计者有目的性地对生理活性物质进行结构改造,从而大大缩短高性能化合物的研发周期,节约研发成本,特别是近二三十年来由于计算机技术的发展和应用使 QSAR/QSPR 研究提高到了一个新的水平,QSAR/QSPR 的研究应用范围也正在迅速扩大。

目前,QSAR/QSPR 不仅已成为定量药物设计的一种重要方法,而且其在材料化学、环境化学、环境毒理学等领域中也得到了广泛的应用,许多环境科学研究者通过各种污染物结构毒性定量关系的研究,建立了多种具有毒性预测能力的环境模型,对已进入环境的污染物及尚未投放市场的新化合物的生物活性、毒性乃至环境行为进行了成功的预测、评价和筛选。在药物设计和开发中,QSAR/QSPR 是最早且应用最广泛的重要方法。而这种方法也被大量用来研究环糊精与客体分子间的相互作用,主要是预测结合常数和结合自由能,分析分子之间结合的驱动力[45-48]。相信在不远的将来,QSAR/QSPR 的研究会具有更加广阔的应用前景。

## 参 考 文 献

[1] Valverde J R. Molecular modelling: principles and applications[J]. Briefings in Bioinformatics, 2001,2(2):199-200.

[2] Bensouilah N, Fisli H, Bensouilah H, et al. Host-guest complex of *N*-(2-chloroethyl), *N*-nitroso, *N′*, *N′*-dicyclohexylsulfamid with β-cyclodextrin: fluorescence, QTAIM analysis and structure-chemical reactivity[J]. Journal of Molecular Structure,2017,1146:179-190.

[3] Reis V S, Santos E S, Bonsolhos D N F, et al. Theoretical study on the formation process of cross-linked β-cyclodextrin molecular tubes[J]. Chemical Physics Letters,2017,677:13-18.

[4] Siva S, Kothai Nayaki S, Rajendiran N. Spectral and molecular modeling investigations of supramolecular complexes of mefenamic acid and aceclofenac with alpha- and beta-cyclodextrin [J]. Spectrochim Acta A Mol Biomol Spectrosc,2017,174:349-362.

[5] Yang E C, Zhao X J, Hua F, et al. Semi-empirical PM3 study upon the complexation of β-cyclodextrin with 4,4′-benzidine and *o*-tolidine[J]. Journal of Molecular Structure: THEOCHEM, 2004,712(1-3):75-79.

[6] Misiuk W. Investigation of inclusion complex of HP-γ-cyclodextrin with ceftazidime[J]. Journal of Molecular Liquids,2016,224:387-392.

[7] Abdelmalek L, Fatiha M, Leila N, et al. Computational study of inclusion complex formation between carvacrol and β-cyclodextrin in vacuum and in water: charge transfer, electronic transitions and NBO analysis[J]. Journal of Molecular Liquids,2016,224:62-71.

［8］Antony Muthu Prabhu A, Suresh Kumar G S, Fatiha M, et al. Encapsulation of phenylalanine and 3,4- dihydroxyphenylalanine into β- cyclodextrin：spectral and molecular modeling studies［J］. Journal of Molecular Structure,2015,1079：370-382.

［9］Farcas A, Fifere A, Stoica I, et al. Thermal analysis and theoretical study of α- cyclodextrin azomethine［2］- rotaxane formation by semi- empirical method PM3［J］. Chemical Physics Letters, 2011,514(1-3)：74-78.

［10］朱维良,蒋华良,陈凯先,等. 分子间相互作用的量子化学研究方法［J］.化学进展,1999, 11(3)：247-253.

［11］陈凯先,蒋华良,嵇汝运. 计算机辅助药物设计［M］.上海：上海科学技术出版社,2000, 22-75.

［12］Anders E, Koch R, Freunscht P. Optimization and application of lithium parameters for PM3［J］. Journal of Computational Chemistry,1993,14(11)：1301-1312.

［13］Basiuk V A, Navarrogonzález R, Benilan Y, et al. PM3, AM1, MNDO and MINDO3 semi-empirical IR spectra simulations for compounds of interest for Titan's chemistry：diazomethane, methyl azide, methyl isocyanide, diacetylene and triacetylene［J］. Spectrochimica Acta Part A, Molecular & Biomolecular Spectroscopy,2001,57(3)：505-511.

［14］Yildiz Z I, Celebioglu A, Kilic M E, et al. Menthol/cyclodextrin inclusion complex nanofibers：enhanced water- solubility and high- temperature stability of menthol［J］. Journal of Food Engineering,2018,224：27-36.

［15］殷亚星. β-环糊精及其衍生物包合作用的分子模拟研究［D］.扬州：扬州大学,2010.

［16］Rajendiran N, Siva S. Inclusion complex of sulfadimethoxine with cyclodextrins：preparation and characterization［J］. Carbohydr Polym. 2014,101：828-836.

［17］Jiménez V, Alderete J B. Hartree- Fock and density functional theory study of α- cyclodextrin conformers［J］. The Journal of Physical Chemistry A,2008,112：678-685.

［18］Anconi C P A, Jr C S N, Fedoce-Lopes J, et al. Ab initio calculations on low-energy conformers of α- cyclodextrin［J］. The Journal of Physical Chemistry A,2007,111：12127-12135.

［19］Li X S, Liu L, Mu T W, et al. A systematic quantum chemistry study on cyclodextrins［J］. Monatshefte für Chemie,2000,131：849-855.

［20］Santillán-Vargas H, Ramírez J Z, Garza J, et al. Density-functional-theory study of α-cyclodextrin inclusion complexes［J］. International Journal of Quantum Chemistry, 2012, 112 (22)：3587-3593.

［21］Jr C S N, Anconi C P A, Santos H F D, et al. Theoretical study of the α-cyclodextrin dimer［J］. The Journal of Physical Chemistry A,2005,109：3209-3219.

[22] Zhou H W, Lai W P, Zhang Z Q, et al. Computational study on the molecular inclusion of andrographolide by cyclodextrin [J]. Journal of Computer- Aided Molecular Design, 2009, 23: 153-162.

[23] Karpfen A, Liedl E, Snor W, et al. Density functional calculations on cyclodextrins[J]. Monatsh Chemistry, 2008, 139:363-371.

[24] 杨云汉,杜瑶,应飞祥,等. 柚皮素/β-环糊精超分子体系的包合行为[J]. 波谱学杂志, 2019,(3):319-330.

[25] 杨云汉,赵雪秋,杜瑶,等. 长春胺与羟丙基-β-环糊精包合物的制备、表征及理论研究[J]. 中草药,2019,50(2):93-104.

[26] Jiang P, Sun H W, Shen R X, et al. Molecular mechanics study of β-cyclodextrin 6-*O*-monobenzoate inclusion complexes [J]. Journal of Molecular Structure: THEOCHEM, 2000, 528(1-3):211-217.

[27] Barbiric D J, Rossi R H D, Castro E A. Inclusion complexes of 1 : 2 stoichiometry between azobenzenes and cyclodextrins:a molecular mechanics study[J]. Journal of Molecular Structure: THEOCHEM,2001,537(1-3):235-243.

[28] Oana M, Tintaru A, Gavriliu D, et al. Spectral study and molecular modeling of the inclusion complexes of β- cyclodextrin with some phenoxathiin derivatives [J]. The Journal of Physical Chemistry B,2002,106(2):257-263.

[29] Pastor I, Di Marino A, Menduciti F. Thermodynamics and molecular mechanics studies on α- and β- cyclodextrins complexation and diethyl 2,6-naphthalenedicarboxylate guest in aqueous medium [J]. The Journal of Physical Chemistry B,2002,106(8):1995-2003.

[30] 徐筱杰,侯廷军,乔学斌,等. 计算机辅助药物分子设计[M]. 北京:化学工业出版社,2004.

[31] Rodriguez J, Semino R, Laria D. Building up nanotubes:docking of "Janus" cyclodextrins in solution[J]. The Journal of Physical Chemistry B,2009,113(5):1241-1244.

[32] Rodriguez J, Elola M D. Encapsulation of small ionic molecules within α- cyclodextrins[J]. The Journal of Physical Chemistry B,2009,113(5):1423-1428.

[33] El- Barghouthi M I, Jaime C, Al- Sakhen N A, et al. Molecular dynamics simulations and MM-PBSA calculations of the cyclodextrin inclusion complexes with 1-alkanols, para-substituted phenols and substituted imidazoles [J]. Journal of Molecular Structure: THEOCHEM, 2008, 853(1-3):45-52.

[34] Sieffert N, Wipff G. Importance of interfacial adsorption in the biphasic hydroformylation of higher olefins promoted by cyclodextrins:a molecular dynamics study at the decene/water interface[J]. Chemistry-A European Journal,2007,13(7):1978-1990.

[35] Yu Y, Chipot C, Cai W, et al. Molecular dynamics study of the inclusion of cholesterol into cyclodextrins[J]. The Journal of Physical Chemistry B,2006,110(12):6372-6378.

[36] Beà I, Jaime C, Kollman P. Molecular recognition by β-cyclodextrin derivatives: molecular dynamics, free-energy perturbation and molecular mechanics/Poisson-Boltzmann surface area goals and problems[J]. Theoretical Chemistry Accounts,2002,108(5):286-292.

[37] Bonnet P, Jaime C. Morin-Allory L. α-, β-, and γ-cyclodextrin dimers. molecular modeling studies by molecular mechanics and molecular dynamics simulations [J]. The Journal of Organic Chemistry,2001,66(3):689-692.

[38] Luzhkov V, Åqvist J. Computer simulation of phenyl ester cleavage by β-cyclodextrin in solution [J]. Journal of the American Chemical Society,1998,120(24):6131-6137.

[39] Steffen A, Thiele C, Tietze S, et al. Improved cyclodextrin-based receptors for camptothecin by inverse virtual screening[J]. Chemistry-A European Journal,2007,13(24):6801-6809.

[40] Cai W, Yu Y, Shao X. Studies on the interaction of α-cyclodextrin with phospholipid by a flexible docking algorithm [J]. Chemometrics and Intelligent Laboratory Systems, 2006, 82 (1-2): 260-268.

[41] Cai W, Yu Y, Shao X. Chiral recognition of aromatic compounds by β-cyclodextrin based on bimodal complexation[J]. Journal of Molecular Modeling,2005,11(3):186-193.

[42] Chen W, Chang C E, Gilson M K. Calculation of cyclodextrin binding affinities: energy, entropy, and implications for drug design[J]. Biophysical Journal,2004,87(5):3035-3049.

[43] Kim H, Choi J, Kim H W, et al. Monte Carlo docking simulations of cyclomaltoheptaose and dimethyl cyclomaltoheptaose with paclitaxel [J]. Carbohydrate Research, 2002, 337 (6): 549-555.

[44] Xia B Y, Cai W S, Shao X G, et al. Chiral recognition study for the inclusion complexes of amino acids with α-cyclodextrin using a fast annealing evolutionary algorithm[J]. Journal of Molecular Structure:THEOCHEM,2001,546(1-3):33-38.

[45] Klein C T, Kaiser D, Ecker G. Topological distance based 3D descriptors for use in QSAR and diversity analysis[J]. Journal of Chemical Information and Computer Sciences, 2004, 44 (1): 200-209.

[46] Klein C T, Polheim D, Viernstein H, et al. Predicting the free energies of complexation between cyclodextrins and guest molecules: linear versus nonlinear models[J]. Pharmaceutical Research, 2000,17(3):358-365.

[47] Estrada E, Perdomo-López I, Torres-Labandeira J J. Combination of 2D-,3D-connectivity and quantum chemical descriptors in QSPR. Complexation of α- and β-cyclodextrin with benzene

derivatives [ J ]. Journal of Chemical Information and Computer Sciences, 2001, 41 ( 6 ):
1561-1568.

[ 48 ] Steffen A, Karasz M, Thiele C, et al. Combined similarity and QSPR virtual screening for guest
molecules of β-cyclodextrin[ J ]. New Journal of Chemistry, 2007, 31( 11 ):1941-1949.

# 第5章 环糊精构筑天然药物的主客体化学研究

## 5.1 超分子天然药物化学概述

环糊精及其衍生物对复杂天然药物的主客体分子识别研究,是目前超分子化学领域的热点之一。环糊精的分子结构是由 α-1,4-糖苷键键接的 6~8 个 D-葡萄糖单体的寡聚糖,具有一个疏水性的空腔和亲水性的表面,其空腔可以在水溶液中装载各种无机或有机的客体分子形成主客体分子配合物或超分子体系,形成药物分子胶囊,这在药物工业中可增强药物的水溶性,改变药物的理化性能,这种优异的性能使得环糊精分子可成功地作为药物载体。环糊精与天然药物形成包合物后,能显著提高天然药物分子的水溶性和生物利用度,进一步揭示环糊精对天然药物分子识别的一般规律,研究其主客体分子的键合能力、配位包合模式和溶解性等,在药物制剂领域有潜在的应用价值,为其在药物工业的发展提供科学依据。近年来,随着环糊精修饰合成技术应用的不断成熟完善,极大扩展了环糊精的应用范围。尤其冲破了因环糊精空腔尺寸大小的限制,使其对复杂天然药物分子识别的研究成为可能。

超分子药物化学是超分子化学在药学领域的新发展,是一个充满活力的新兴交叉学科领域[1]。将药物活性分子作为客体分子或基本砌块引入环糊精超分子体系中,构筑出具有复杂结构和特殊功能的分子识别组装体,是极有意义的一项工作。在设计新型环糊精给药体系时,不仅考虑环糊精与药物分子形成配位包结物,同时也要考虑环糊精与细胞的作用机制,以及环糊精构筑的组装体在生物体系的特殊功能,成为药物输送体系研究的重要方向。

长期以来,天然药物及其相关研究是药物创新的源泉。复杂天然药物分子因其广泛而重要的生物活性,一直备受化学家和药物学家的关注。但是由于天然药物其有效成分自身结构的因素,使得大多数的天然药物分子因稳定性差、溶解性低等因素影响了其药学性能。

例如,三七皂苷(panax notoginseng saponins)为云南药材三七(*Panax*

*notoginseng*)的主要有效成分,具有降低心肌耗氧量、改善心肌缺血、抗心律失常、降血脂、防止动脉粥样硬化、改善脑血循环、抗炎、抗衰老、抗氧化等药理作用,临床上主要用于治疗心脑血管疾病,其含量最高的有效成分是人参皂苷 Rb1 和人参皂苷 Rg1。但由于 Rb1 和 Rg1 的肠道黏膜透过系数极低,Rb1 单体几乎不被肠道吸收且 Rg1 单体的口服吸收差,造成了药物口服制剂的生物利用度很低,严重影响其临床应用的效果[2];从云南红豆杉(*Taxus yunnanensis*)树皮中分离出来的活性二萜类化合物——紫杉醇(taxol),主要治疗卵巢癌、乳腺癌,前列腺癌、上肠胃道癌、小细胞性和非小细胞性肺癌[3]。但是,它的广泛应用存在明显的制肘:紫杉醇几乎不溶于水,口服几乎不吸收,使用中需加入助溶剂,然而其乳剂中助溶剂可导致患者严重过敏甚至个别死亡[4];灯盏花乙素(scutellarin)是从药用菊科植物灯盏细辛(*Erigeron breviscapus*)中提取的活性黄酮类成分,具有扩张血管、增加动脉流量、降低血液黏度、降低外周阻力、减少血小板计数和抑制血小板凝集等作用,具有神经保护效果和抗凝结效果。因此,灯盏花乙素制剂(片剂或注射剂)在临床主要用于治疗冠心病、心绞痛、心肌缺血损伤及脑血栓形成[5]。但由于灯盏花乙素的水溶性和脂溶性都较差,研究发现灯盏花乙素药物口服制剂的绝对生物利用度很低,在循环系统中持续时间短[6];黄藤素(fibrauretin)是从防己科大黄藤(*Fibraurea recisa*)植物干燥茎中提取得到的一种生物碱,具有抗细菌、真菌、疟原虫和肿瘤作用,常用于泌尿生殖道感染如阴道炎、呼吸道感染如肺炎、消化道感染如菌痢和肠炎等的治疗。然而,黄藤素的胃肠道吸收效果差、生物利用度低,因此影响其临床应用的效果[7];鬼臼毒素(podophyllotoxin)是从鬼臼类植物桃儿七(*Sinopodophullum hexandrum*)植物根茎部分离而得的木脂素类成分,对白血病、肺癌、睾丸癌和恶性淋巴肿瘤等多种癌症以及尖锐湿疣均有良好的疗效[8]。但由于鬼臼毒素的毒性较大,水溶性较差,难以制成合适制剂限制了它们的应用[9]。上述天然药物分子结构见图5.1。

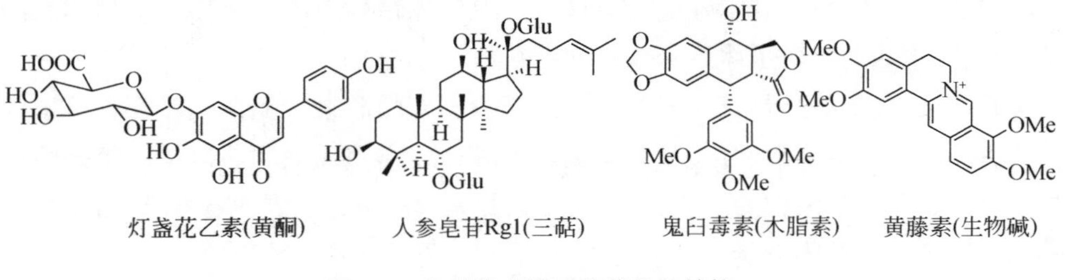

灯盏花乙素(黄酮)　　人参皂苷Rg1(三萜)　　鬼臼毒素(木脂素)　　黄藤素(生物碱)

图5.1　几种代表性天然药物的结构

　　针对药物活性分子的缺点,通过环糊精与药物配位包合制备药物环糊精包合物,是改善药物理化性质的一个重要方法;同时,进一步考虑释药的特异性和靶向性,将天然药物作为一个基本筑块,构筑分子组装体药物。这将是一项具有理论和应用价值的工作,有望提高药物的水溶性、稳定性、生物利用度以及靶向性,提高药效活性,减少药物的毒副作用,为天然药物新剂型的研究和开发拓展一条新的通道。

　　本章主要选取近年来代表性天然药物为客体分子,以环糊精及其衍生物为主体分子,结合作者课题组的研究成果,并调研相关文献资料,对环糊精/天然药物的主客体化学研究进行了综述。本章中客体分子天然药物的种类主要包括黄酮、萜类、生物碱、木脂素类、香豆素、醌类、甾体、挥发油以及其他类等。

## 5.2　环糊精与黄酮类天然药物的主客体化学

　　黄酮类化合物(flavonoids)广泛分布于植物界中,在植物体内大多与糖结合成苷类形式存在,另一种情况是以游离态即苷元的形式存在。最早的黄酮类化合物主要是指以 2-苯基色原酮为基本母核结构的一类化合物,现在则泛指其结构由两个苯环通过中央三碳相互联结而成的一系列化合物,可将其分为黄酮类、查耳酮类、黄酮醇类、双氢黄酮类、双氢黄酮醇类、异黄酮类、双氢异黄酮类、花色素类和双黄酮类等,它们具有广泛的生物活性,是天然药物研究的宝库之一[10]。

　　近年来,有关环糊精与黄酮类化合物的超分子化学研究报道较多,例如 Jullian 等[11]研究了 β-CD、DM-β-CD 和 HP-β-CD 与儿茶酚(catechin,CA)包合配位行为,探讨了包合物稳定性的影响因素,得出环糊精及其衍生物对儿茶酚包合能力大小顺序为:β-CD>HP-β-CD>DM-β-CD。采用一维、二维核磁共振谱和分子模型分析了包合物的包合模式(图 5.2)。

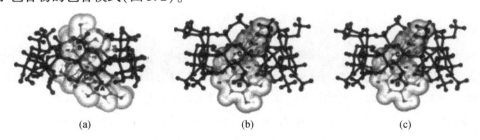

(a)　　　　　　　　(b)　　　　　　　　(c)

图 5.2　儿茶酚与环糊精[β-CD(a)、DM-β-CD(b)和 HP-β-CD(c)]
包合模式的分子模拟图[11]

　　Zheng 等[12]研究了 β-CD、SEB-β-CD 和 HP-β-CD 在碱性条件下与槲皮素 [quercetin,图 5.3(a)]的包合行为,研究结果表明:槲皮素形成包合物后,其水溶性和化学稳定性均得以提高,水溶性增强的顺序为 SEB-β-CD>HP-β-CD>β-CD。Cannavà 等[13]通过 UV-vis 和 FTIR-ATR 等方法研究了环糊精衍生物与 4′,5,7-三羟基异黄酮(genistein)包合物的形成和物理化学特性[图 5.3(b)]。

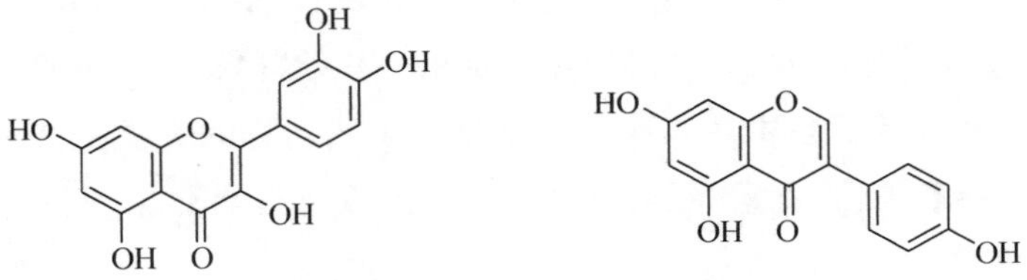

图 5.3　槲皮素(a)和 4′,5,7-三羟基异黄酮(b)的结构

　　Tommasini 等[14]研究了 β-CD 与橙皮素(hesperetin)、柚皮素(naringenin)的包合行为(图 5.4)。探索了橙皮素、柚皮素与环糊精形成包合物后,其水溶性的变化。指出环糊精能改善药物的溶解度,且随着温度上升,环糊精浓度的增加其溶解性越强。

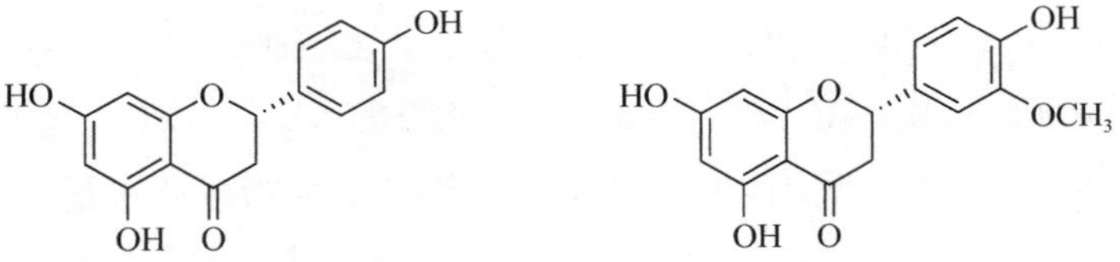

图 5.4　橙皮素(a)和柚皮素(b)的化学结构

　　马水仙等[15]研究了山姜素(alpinetin,ALP)与羟丙基-β-环糊精(HP-β-CD)在液态和固态中的络合行为(图 5.5)。并通过 FTIR、$^1$H NMR、2D NMR、XRD、SEM、DSC 和 UV-vis 光谱对包合物进行了表征,结果表明:山姜素与 HP-β-CD 包合以后,水溶性和稳定性都得到了显著提升。山姜素本身的溶解度为 220μg/mL,与 HP-β-CD 包合后溶解度发生明显的增加,包合后溶解度为 3.3mg/mL,表明 HP-β-CD 对山姜素有良好的增溶作用。

　　进一步测定了山姜素、ALP/HP-β-CD 包合物在模拟生物体环境下的紫外吸收值变化率,结果发现,在 pH=1.5 时,山姜素和其包合物在96h 内变化相似,但是在96～360h 包合物的变化减慢,而山姜素的变化则增大。同样,在 pH=7.6 时,山姜素在24h 内减少了23.2％,48h 内的变化率为44.0％,然而,在相应的时间内其包合物减少了2.0% 和2.1%,在最后的96h 内也可以看出,山姜素的变化比包合物的变化快。这一结果说明,对山姜素进行包合明显改善了其稳定性。

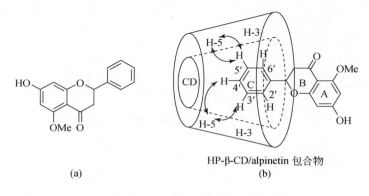

(a)　　　　　　　　　HP-β-CD/alpinetin 包合物
　　　　　　　　　　　　　　　　(b)

图 5.5　山姜素(a)与环糊精的包合模式(b)

　　杨丽娟等[16]研究了柚皮素(naringenin)与 β-环糊精(β-CD)及其衍生物(HP-β-CD、DM-β-CD 和 TM-β-CD)之间形成的配位包合物的包合行为、包合能力以及性质表征,并研究了柚皮素超分子配位包结物的水溶性和稳定性,探讨了主客体之间的键合模型(图 5.6),研究了 Naringenin/CDs 包合物的可能包合模式。水溶性:柚皮素(溶解度为 4.38μg/mL)在形成配位包合物后,水溶性明显提高(溶解度为 1.34～1.60mg/mL)300 倍以上;稳定性、热稳定性也显著提高,柚皮素热分解温度由 210 ℃上升到 225～245℃。

　　周树娅等[17]研究了松属素(pinocembrin)与 β-CD、HP-β-CD 的包合行为,并通过 XRD、DSC、UV、NMR 等表征手段对松属素与 β-CD、HP-β-CD 的包合行为进行了表征,验证了经过包合后松属素的溶解性和稳定性得到了明显的提高。松属素与 β-CD 及其衍生物 HP-β-CD 的配位稳定常数($K_s$)呈现以下规律:β-CD>HP-β-CD,说明 β-CD 与松属素匹配度最高;在酸性条件下的稳定常数远大于碱性条件下的稳定常数,说明松属素在酸性条件下较为稳定,而松属素在模拟胃酸(pH=1.5)和肠液(pH=10.5)生物环境下的实验结果也显示酸性条件下更稳定,二者结果一

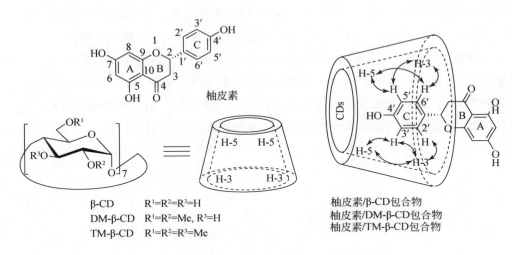

图 5.6 柚皮素/CDs 包合物的包合模式

致(图 5.7)。

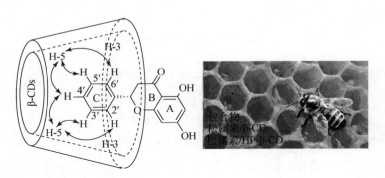

图 5.7 松属素/CDs 包合物的包合模式

杜瑶等[18]研究了松属素(pinocembrin,PIN)与甲基化-β-环糊精的分子识别研究,通过 X 射线粉末衍射、热分析、扫描电镜、紫外–可见光谱以及分子对接等分析方法,表征了松属素(PIN)与 2,6-二甲基-β-环糊精(DM-β-CD)和 2,3,6-三甲基-β-环糊精(TM-β-CD)的包合行为、包合能力以及包合模式。结果表明,PIN/DM-β-CD 和 PIN/TM-β-CD 包合物的包合比均为 1∶1,PIN 形成包合物后其溶解度分别提高 817 倍和 575 倍。分子对接显示,PIN 从 DM-β-CD 分子的宽口端进入并贯穿在其空腔中,PIN 的 A 环和 B 环分别位于环糊精分子的宽口端和窄口端;而对于

TM-β-CD,仅有 PIN 的 A 环和 C 环进入环糊精的空腔内(图 5.8)。

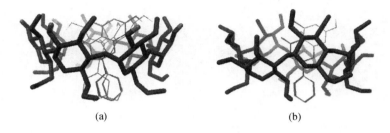

(a)　　　　　　　　(b)

图 5.8　PIN/DM-β-CD 包合物(a)和 PIN/TM-β-CD 包合物(b)的优化构象图

杨丽娟等[19]研究了橙皮素(hesperetin)与 β-环糊精(β-CD)及其衍生物(HP-β-CD)之间形成的配位包合物的包合行为(图 5.9)。橙皮素与 β-CD 及其衍生物(HP-β-CD)之间形成配位包合物后,其水溶性和稳定性等性能均明显改善。水溶性:橙皮素(溶解度为 1.36μg/mL)在形成配位包合物后,水溶性明显提高(溶解度为 0.29~0.56mg/mL)增加了 210~410 倍;热稳定性和生物环境稳定性也明显提高,松属素热分解温度由 205℃上升到 220~250℃。配位包合物在模拟胃酸环境(pH=1.5)和模拟肠液环境(pH=7.6)中均表现出较好的稳定性。

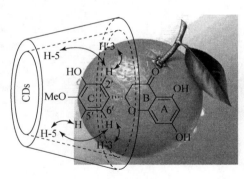

橙皮素/β-CD包合物
橙皮素/DM-β-CD包合物
橙皮素/TM-β-CD包合物
橙皮素/HP-β-CD包合物

图 5.9　橙皮素/CDs 包合物的包合模式

杨俊丽等[20]研究了高丽槐素(maackiain)与羟丙基-β-环糊精(HP-β-CD)之间的配位包合行为以及性能表征;通过正交实验优选出最佳的包合制备工艺,并运用分子对接模拟高丽槐素与 HP-β-CD 包合物的包合模式(图 5.10)。高丽槐素形成包合物后不仅稳定性得到了显著提高,溶解度也从 0.35mg/mL 提高到 3.2mg/mL。

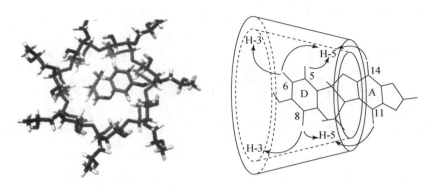

图 5.10　高丽槐素/HP-β-CD 包合物的包合模式

　　杨丽娟等[21]研究了巴西木素(brazilin)与羟丙基-β-环糊精(HP-β-CD)包合物的制备,采用 XRD、DSC、SEM、¹H 和 2D NMR 和 UV-vis 光谱法对 brazilin/HP-β-CD 包合物进行了表征,并通过分子建模找出了最稳定的包合物模型(图 5.11)。结果表明:环糊精包合技术能显著提高巴西木素的热稳定性;巴西木素与环糊精形成包合物后,其在生物环境中的稳定性明显提高。

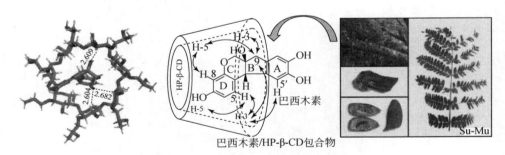

巴西木素/HP-β-CD包合物

图 5.11　巴西木素与 HP-β-CD 包合物的包合模式

　　灯盏花素是从中国药用植物菊科植物灯盏细辛 *Erigerin breviscapus*( Vant. ) Hand. -Mazz. 中提取的黄酮类成分,其中灯盏花素乙素(scutellarin,SCU)作为一种黄酮糖苷,是灯盏细辛提取物中的主要活性成分[22]。杨波等[23]以灯盏花乙素药物活性分子作为客体分子,采用 UV、NMR 和 Job 实验等方法,研究了主客体之间的分子识别行为(图 5.12),探索了环糊精及其衍生物对灯盏花乙素的水溶性和生物利用度的影响。

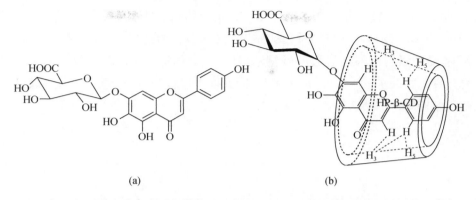

(a)　　　　　　　　　　　　　　　　(b)

图 5.12　灯盏花乙素(SCU)的结构(a)及 HP-β-CD/SCU 包合物的包合模式(b)[23]

　　Nikolett 等[24]采用荧光光谱法研究了漆黄素[ fisetin,图 5.13( a ) ]和漆黄素的
3′-$O$-甲基化衍生物[ geraldol,图 5.13(b) ]与 β-CD、羟丙基-β-环糊精(HP-β-CD)、
二甲基-β-环糊精(DM-β-CD)和氨基化的羟丙基-β-环糊精(QA-β-CD)四种环糊
精的相互作用。研究结果表明,环糊精能增强 fisetin 和 geraldol 的荧光信号,但是
经化学修饰后的 β-CD 对其的荧光增强效果更强;当存在不同环糊精时,fisetin 和
geraldol 互变异构体的荧光强度表现出不同的变化,而当存在相同的环糊精时,这
两种异构体则具有相似的结合常数。

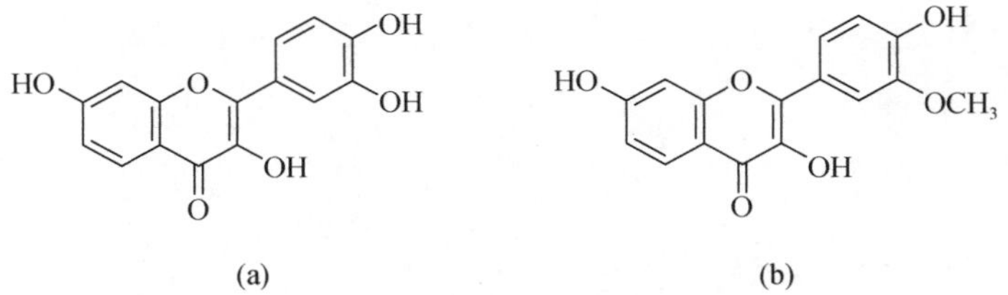

(a)　　　　　　　　　　　　　　　　(b)

图 5.13　漆黄素(a)和漆黄素的 3′-$O$-甲基化衍生物(b)的结构

　　张建强等[25]2015 年研究了漆黄素(fisetin)与 β-环糊精和 γ-环糊精的包合物,
采用 ESI-MS、NMR、FTIR、XRD、DSC 和 SEM 等方法对包合物进行了表征,利用 Job
法确定了 FIT 与 CDs 的化学计量比为 1∶1 形成络合物。通过分子模拟计算表明,
漆黄素分子的苯基(C 环)从环糊精的宽口进入空腔。两种包合物的水溶性从
2.8mg/mL 分别提高到 4.5mg/mL(FIT/β-CD 包合物)和 7.8mg/mL(FIT/γ-CD 包
合物),并且包合物对 HeLa 和 MCF-7 的细胞毒活性高于漆黄素单体约 2 倍。

任思浩等[26]2016 年制备了桑色素(morin hydrate,MH)与两种氨基化 β-环糊精(AMI-β-CD、HDA-β-CD)的新型包合物,并对包合物进行了表征(图 5.14)。结果表明,桑色素与两种氨基化 β-环糊精均以 1∶1 化学计量比形成包合物,并且包合物具有良好的水溶性。此外,桑色素与两种环糊精形成包合物后,对金黄色葡萄球菌仍保持体外抗菌活性。

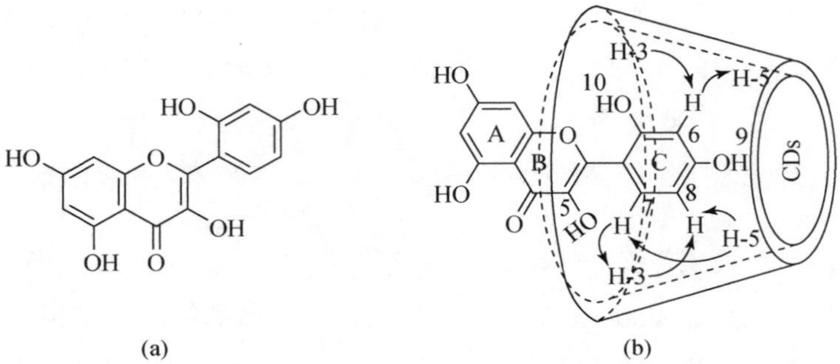

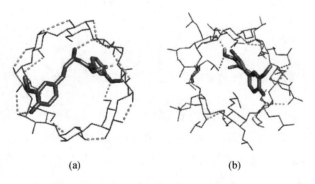

(a)　　　　　　　　　(b)

图 5.14　桑色素的结构及包合物 MH/AMI-β-CD、MH/HDA-β-CD 的包合模式[26]

Sergey 等[27]运用分子对接、蒙特卡洛法(MC)和分子动力学模拟(MD)研究了姜黄素(curcumin)与 γ-CD 和 HP-γ-CD 络合时姜黄素的水合去溶剂效应。研究结果发现,姜黄素/HP-γ-CD 包合物在溶液中比较稳定,计算结果得出相应的分子模拟图(图 5.15),并表明了水分子在主客体络合过程中起着重要的作用,主客体之间是通过氢键结合的。

(a)　　　　　　　　　(b)

图 5.15　姜黄素/γ-CD(a)和姜黄素/HP-γ-CD(b)包合物的分子模拟图[64]

Dong 等[28]采用超声辅助技术制备了一种新型的水溶性苦味抑制剂新橙皮苷二氢查耳酮(neohesperidin dihydrochalcone,NHDC)/葡萄糖基-β-环糊精(glucosyl-β-cyclodextrin,G-β-CD)包合物,测试了包合物对玉米肽(CPs)的苦味掩盖效应(图 5.16)。结果表明,NHDC/G-β-CD 包合物对 CP 的苦味掩盖效果比 NHDC 的效果好。

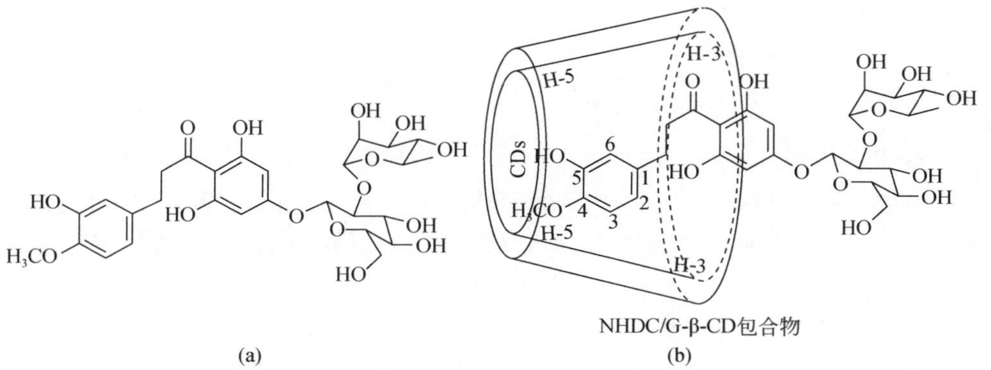

图 5.16　新橙皮苷二氢查耳酮(a)与葡萄糖基-β-环糊精(b)的包合模式[60]

郭波红等[29]选用酸碱中和搅拌法制备了芒柄花素(formononetin)/2-羟丙基-β-环糊精(2-HP-β-CD)的包合物,运用高效液相对芒柄花素的含量进行测定(图 5.17)。通过相溶解度实验确定柄花素与 2-羟丙基-β-环糊精的络合比为 1:1,分子模拟结果显示芒柄花素从 2-羟丙基-β-环糊精的宽口端进入内腔,且与 2-羟丙基-β-环糊精上的氧原子形成氢键,并形成稳定的包合物,分子模拟的结果与实验结果相一致。

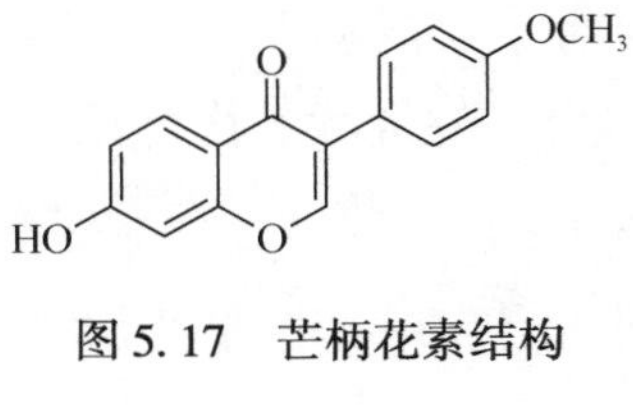

图 5.17　芒柄花素结构

钟鸣等[30]采用共沉淀法制备了龙血素 B(loureirin B)(图 5.18)与羟丙基-β-环糊精(HP-β-CD)的包合物,并以龙血素 B 含量的测定作为考察龙血素 B/羟丙基-β-环糊精包合物体外溶出性质的因素,以小鼠耳肿胀模型评价龙血竭及其包合物的抗炎作用。实验结果表明,龙血素 B 经羟丙基-β-环糊精包合后,其溶解度和溶出度明显提高。此外,龙血素 B/羟丙基-β-环糊精包合物也具有抗炎作用,而且包合之后抗炎作用有所提升。

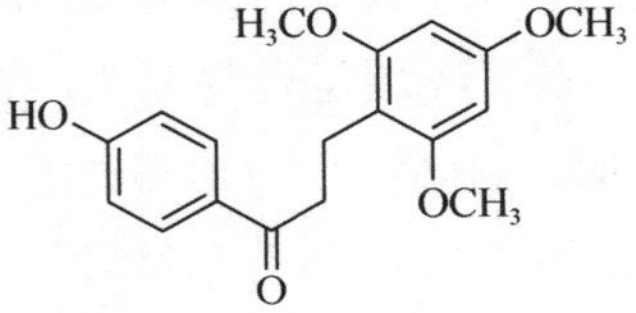

图 5.18　龙血素 B 结构

张娥等[31]研究了葛根素(puerarin)(图 5.19)与羟丙基-β-环糊精(HP-β-CD)形成的包合物及其性质,运用表观溶解度法对热力学常数进行了测定,并对包合行为进行了探讨。实验结果表明,葛根素经 HP-β-CD 包合后,其水溶性得到显著提高。

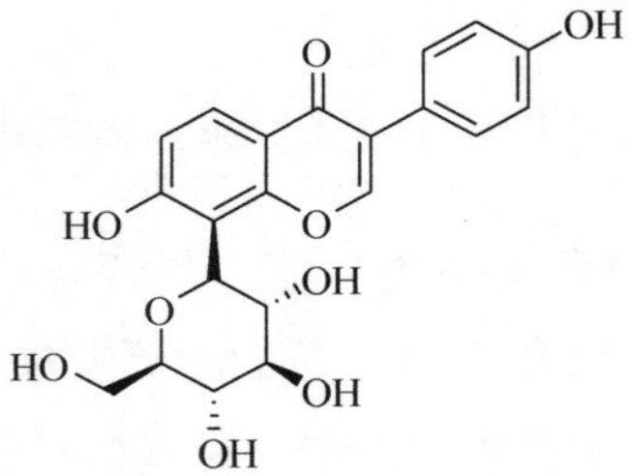

图 5.19　葛根素结构

邓颖慧等[32]通过饱和水溶液法制备了大豆苷元(daidzein)(图 5.20)与两种氨基修饰-β-环糊精[单-6-氨基-β-环糊精(NCD)和单-6-乙二胺基-β-环糊精(ENCD)]的包合物,并对其包合条件进行了优化,采用 X 射线粉末衍射和热重分析证实了两种包合物的形成。此外,还研究了大豆苷元包合前后的溶解度,结果显示经环糊精包合后大豆苷元的溶解度分别提高了 1800 倍和 1500 倍。

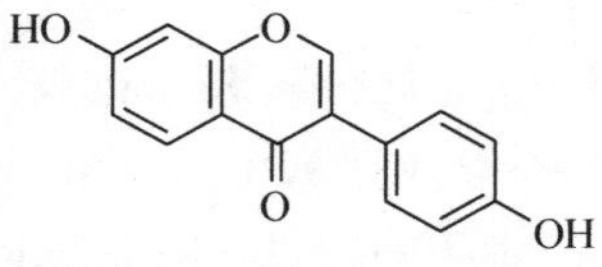

图 5.20　大豆苷元结构

陈筠等[33]制备了芸香苷(rutin)(图 5.21)与羧甲基-β-环糊精(CM-β-CD)包合物,对其包合行为及性质进行了研究,包合后芸香苷的水溶性高达 1760 mg/L。以包埋率为评价指标,对芸香苷与羧甲基-β-环糊精包合物的制备工艺进行了优化。

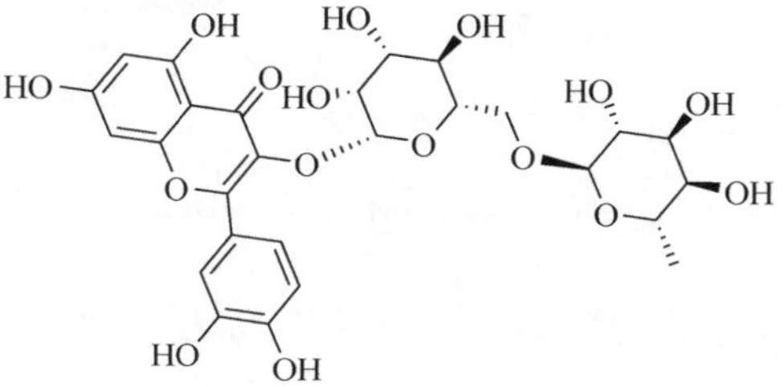

图 5.21　芸香苷结构

## 5.3　环糊精与萜类天然药物的主客体化学

萜类化合物(terpenoids)是天然药物中一类重要化合物,其基本结构是由不同个数的异戊二烯基本单元首尾相连而成的烃类化合物。近年来发现的许多活性分子都属于萜类物质,具有重要的生物功能和药理活性,如抗菌、抗肿瘤、免疫抑制、昆虫激素和昆虫拒食等作用[10],萜类药物与环糊精分子的主客体识别也是目前研究的热点之一。

刘育等[34]研究了天然环糊精和甲基化环糊精与印楝素 A[azadirachtin A,AZ-A,图 5.22(a)]的包合行为;通过 UV、NMR、XRD、TG-DTA 和 DSC 等手段对包合物进行了表征;并对环糊精与印楝素 A 的包合比和包合能力的大小进行比较,给出了 β-CD 和 HP-β-CD 与印楝素 A 的包合模式[图 5.22(b)]。还对包合物的水溶性和稳定性等进行了研究,指出环糊精对印楝素 A 具有较强的包合能力,且能改善印楝素 A 的水溶性、稳定性,提高其生物利用度和降低毒性。

杨波等[35]对柠檬苦素的四环三萜类提取物中另一重要的活性物质印楝素 B(3-tigloyl-azadirachtol,AZ-B)与环糊精衍生物的包合行为进行研究。采用分子模拟探讨主客体可能的包合模式。结合二维核磁共振光谱的实验结果,给出 en-β-CD/AZ-B 包合物的两种可能包合模式,两种包合模式因存在动态平衡而共同存在。TM-β-CD/AZ-B 包合模式与 en-β-CD/AZ-B 十分类似,但由于 TM-β-CD 拥有

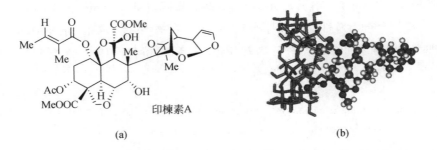

图 5.22　印楝素 A 的结构(a)、β-环糊精/印楝素 A 包合模式(b)[34]

扭曲的大环结构且空腔较大,所以 AZ-B 进入环糊精的空腔较深(图 5.23)。此外,对包合物的水溶性进行了研究,指出环糊精分子能极大改善印楝素 B 的水溶性,其溶解度由 50μg/mL 增加到 4.0 ~ 6.3mg/mL。

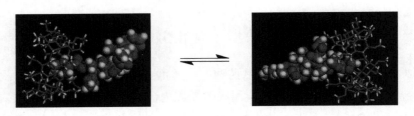

图 5.23　TM-β-CD/AZ-B 包合物可能的包合模式[22]

　　杨波等[36]以酚酞作为光谱探针,通过竞争包结法研究了印楝素 A 和 B(AZ-A,B)与 β-环糊精及其衍生物的选择键合,采用紫外–可见光谱滴定法测定了两种印楝素客体分子所形成超分子配合物的稳定常数。结果表明,主客体之间的尺寸匹配决定了配合物的稳定性,环糊精衍生物上的取代基对配位能力有影响。

　　杨丽娟等[37]通过粉末 X 射线衍射、热分析、一维和二维核磁以及紫外–可见光谱等分析方法,研究了印楝素化合物(nimbin)与 β-环糊精(β-CD)及其衍生物形成的水溶性包合物的包合行为、包合能力以及性质表征(图 5.24)。研究结果显示,β-环糊精及其衍生物能显著增加 nimbin 的水溶性和热稳定性,环糊精将 nimbin 在水中的溶解度由 50μg/mL 提高到 1.3 ~ 4.7mg/mL。

　　紫杉醇(taxol)是一种具有紫杉烯环的二萜类化合物,主要用来治疗卵巢癌、乳腺癌和非小细胞肺癌。但是,紫杉醇的水溶性很差,难以制成适合制剂。Alcaro[38]

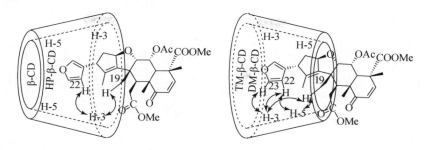

图 5.24　β-CD/nimbin、HP-β-CD/nimbin、DM-β-CD/nimbin 和 TM-β-CD/nimbin 可能的包合模式

研究了 β-CD、DM-β-CD 和 TM-β-CD 与紫杉醇在液相和固相中包合物的形成结构,并对其性能和参数进行了分析。实验结果显示,紫杉醇包合物相比紫杉醇,其抗癌活性和溶解度均增大。

刘育等[39]研究了桥连环糊精[Oligo(ethylenediamino) bridged bis(β-CD)]与紫杉醇(taxol)包合物的制备(图 5.25)及其抗癌活性。考察了桥连环糊精对于紫杉醇溶解度的影响,并对包合物的结构–毒性之间的构效关系进行了讨论。因紫杉醇其水溶性低难以制成合适的药物制剂的缺点,而以桥连环糊精为主体来制备包合物来改善紫杉醇的缺陷,为研究有关紫杉醇药物制剂的问题提供了一种新的思路。

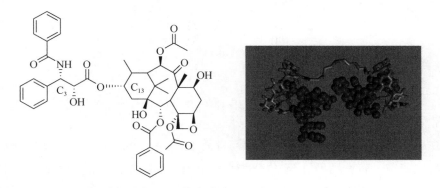

图 5.25　紫杉醇结构、桥连环糊精/紫杉醇包合物可能的包合模式[24]

Zhao 等[40]通过 FTIR、XRD、DSC 和 SEM 等方法对羟丙基-β-环糊精(HP-β-CD)/积雪草酸(asiatic acid)(图 5.26)包合物进行了研究,实验结果显示 HP-β-CD 能改善积雪草酸药物分子的溶解性,当积雪草酸与 HP-β-CD 的包合比达 1∶2 时,其溶解度可达到 2100μg/mL。

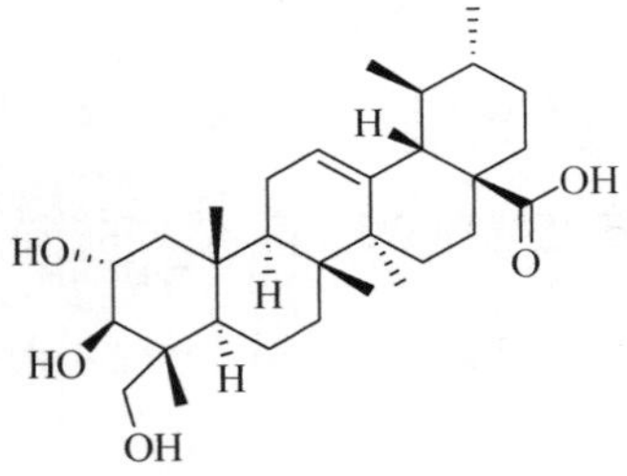

图 5.26　积雪草酸的结构

杨波等[41]还研究了羟丙基-β-环糊精(HP-β-CD)和蒿甲醚(artemether)的主客体包合配位行为(图 5.27)。利用高效液相色谱分析、核磁共振光谱、X 射线晶体衍射分析等方法对包合物进行表征;探讨了羟丙基-β-环糊精对蒿甲醚药物的影响,指出羟丙基-β-环糊精使蒿甲醚的生物利用度提升 1.81 倍[41];对包合物进行了热动力学分析,讨论了温度对包合反应的影响;计算了包合反应的熵变、焓变及自由能变化等性能。

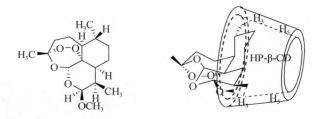

图 5.27　蒿甲醚的结构、HP-β-CD/ATM 包合物可能的包合模式

Usuda 等[42]对环糊精及其衍生物与青蒿素(artemisinin)包合物的表观稳定常数进行了研究。研究结果显示,包合能力由小到大的顺序是 α-CD<β-CD<γ-CD。

Illapakurthy 等[43]研究了羟丙基-β-环糊精(HP-β-CD)与青蒿素(artemisinin)、双氢青蒿素(dihydroartemisinin)、蒿乙醚(artether)和去氧青蒿素(10-deoxoartemisinin)的包合行为。利用分子模拟研究了环糊精与青蒿素类分子的包合模式,指出青蒿素分子在环糊精空腔中的定位模式。研究结果显示,青蒿素类化合物分子的过氧桥部分更容易键和在环糊精空腔的外部。

陈方伟等[44]制备了双氢青蒿素与羟丙基-β-环糊精(HP-β-CD)的包合物,通过红外光谱、扫描电镜、热分析、X 射线粉末衍射对包合物进行了表征(图 5.28)。以包封产率和载药量作为评价指标,选用正交设计法考察了主客体摩尔比、包合温度和包合时间三个因素对包合物的制备工艺进行了评价。此外,还结合分子模拟技术对包合过程进行了探讨。实验结果显示,双氢青蒿素经羟丙基-β-环糊精包合后水溶性显著提高。

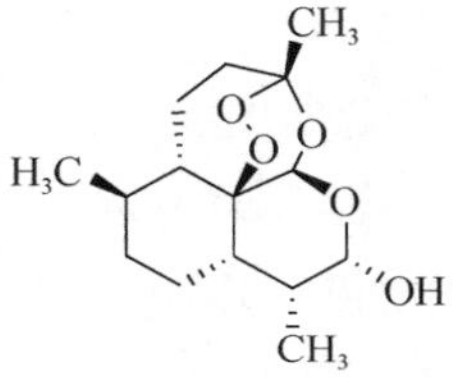

图 5.28　双氢青蒿素结构

张乃先等[45]对人参皂苷 Rg3(ginsenoside Rg3)(图 5.29)与羟丙基-β-环糊精(HP-β-CD)包合物的制备和表征进行了研究,以包合率为评价指标优化了包合工艺,比较了研磨法与水溶液法制备的包合物,验证了人参皂苷 Rg3 经羟丙基-β-环糊精包合后,其溶解性得以显著提高。

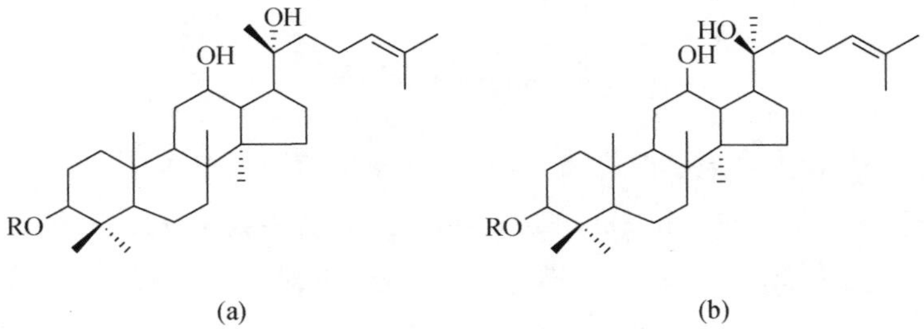

(a)　　　　　　　　　　　　　　(b)

图 5.29　人参皂苷 20(R)-Rg3(a)和人参皂苷 20(S)-Rg3(b)结构

晋文等[46]通过饱和溶液法制备了雷公藤内酯酮(triptonide,TN)和 2,6-二甲基-β-环糊精(DM-β-CD)的包合物,并采用 $^1$H NMR、2D NMR、FIIR、XRD、SEM 和 TG 对包合物进行了表征(图 5.30),确定了包合比为 1∶1。进行了体外释放和溶解度实验后得出结论,TN 经过环糊精包合后,其溶解度和释放率均得到显著提高。

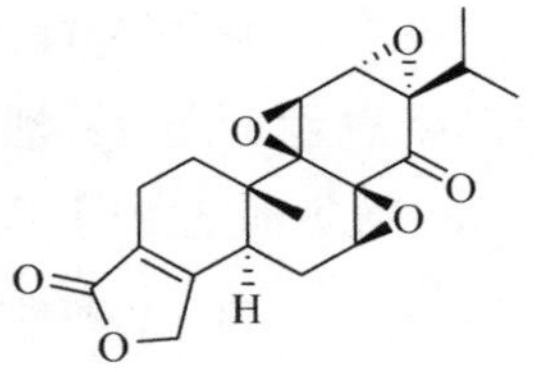

图 5.30　雷公藤内酯酮结构

景文娜等[47]以投料摩尔比、包合温度、包合时间为考察因素,包合率为评价指标,对熊果酸(ursolic acid)/磺丁基醚-β-环糊精(SBE-β-CD)包合物的制备工艺进行了优化,通过相溶解度法、差示扫描量热法、X 射线粉末衍射法对包合物进行了鉴定(图 5.31)。对熊果酸包合前后的体外溶出度进行了测试,结果显示包合物能增加熊果酸的体外溶出度。

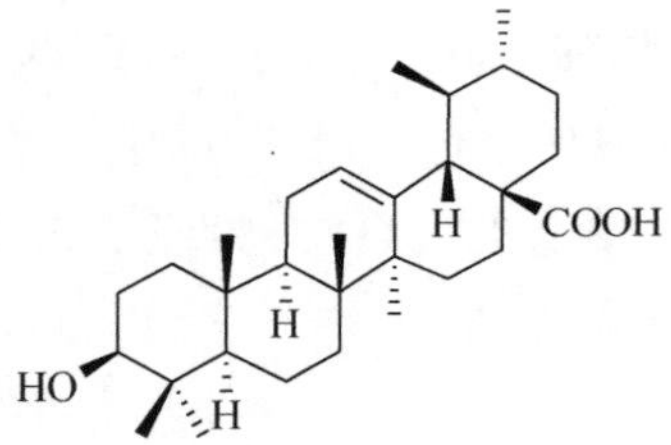

图 5.31　熊果酸结构

任玉峰等[48]首先合成了四乙烯五胺-β-环糊精(TEPA-β-CD),随后采用饱和溶液法成功制备了齐墩果酸(oleanolic acid)与四乙烯五胺-β-环糊精的包合物,并采用差示扫描量热、X 射线粉末衍射、扫描电镜、核磁共振对齐墩果酸/四乙烯五胺-β-环糊精的包合行为进行了研究,并推断出其化学计量比为 1∶1(图 5.32)。水溶性测试实验结果表明,经四乙烯五胺-β-环糊精包合后齐墩果酸的溶解度提高了 2100 倍。

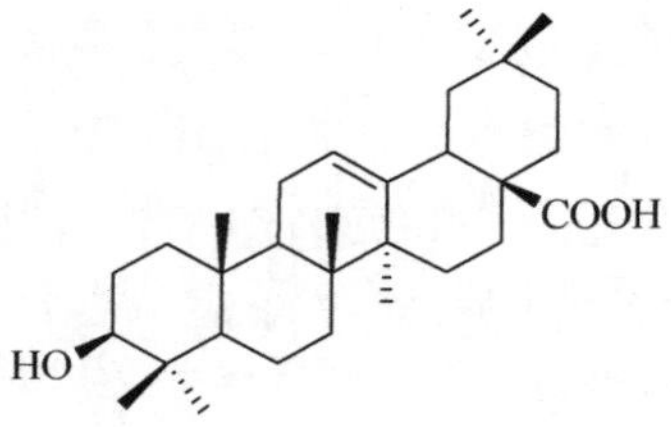

图 5.32　齐墩果酸结构

2002 年,张春滨等[49]制备了穿心莲内酯(andrographolide)与羟丙基-β-环糊精(HP-β-CD)包合物,并对包合物的增溶效果与药理活性进行了研究,结果显示包合物中穿心莲内酯的溶解性显著提高,稳定性也得到增强,同时也确保了药制剂的药理活性。2008 年,任科等[50]采用冷冻干燥法制备了穿心莲内酯与 HP-β-环糊精包合物,并运用差示扫描量热法、X 射线衍射和红外光谱法对包合物进行了验证,还通过相溶解度法推断出包合比为 1∶1。同年,韩光等[51]采用超声法成功制备了穿心莲内酯与 β-环糊精的包合物,并以药物包封率为评价指标,优化出最佳制备工艺条件,经 β-环糊精及其衍生物包合后,穿心莲内酯的溶解性和稳定性都显著提高(图 5.33)。

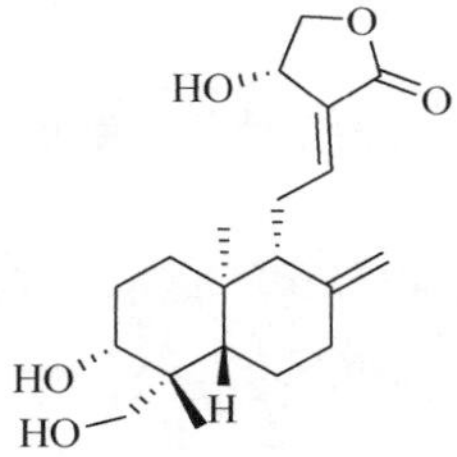

图 5.33　穿心莲内酯结构

## 5.4　环糊精与生物碱类天然药物的主客体化学

生物碱类化合物(alkaloids)是天然有机化合物中一类重要化合物,分布较广,也是科学家们研究最早的一类有生物活性的天然药物。生物碱一般是指植物中的含氮有机化合物(蛋白质、肽类、氨基酸及维生素 B 除外),现在从海洋生物、微生物、真菌及昆虫的代谢产物中也发现了不少含氮化合物。所以广义讲,生物界所有含氮的有机化合物都称为生物碱。生物碱类化合物大多具有生物活性,各类生物碱的结构千差万别,变化无穷[10]。

草乌甲素(crassicauline A,CLA,又名粗茎乌碱甲)因其良好的生理活性,被誉为二萜生物碱中最重要的活性成分之一(图 5.34)。CLA 具有非常好的镇痛和抗炎作用,可以用来治疗风湿性和类风湿性关节炎、肩周炎、腰肌劳损,同时对带状疱疹和晚期癌症的疼痛治疗也具有一定的疗效[52]。实验证明,CLA 的镇痛效果是吗啡的 65 倍,且不产生物理性依赖。目前,在我国 CLA 已经批准上市,在临床上用于治疗各种慢性疼痛和风湿性及类风湿性关节炎[53]。由于 CLA 的水溶性低和生物利用度不高等缺点,大大限制了其在临床上的应用。杨丽娟等[54]研究了草乌甲素与 β-环糊精的主客体包合行为,通过溶解度实验和稳定性实验对包合前后的草乌甲素进行了测试,结果表明与 β-环糊精(β-CD)形成包合物后,草乌甲素的水溶性和稳定性均得到了提高。

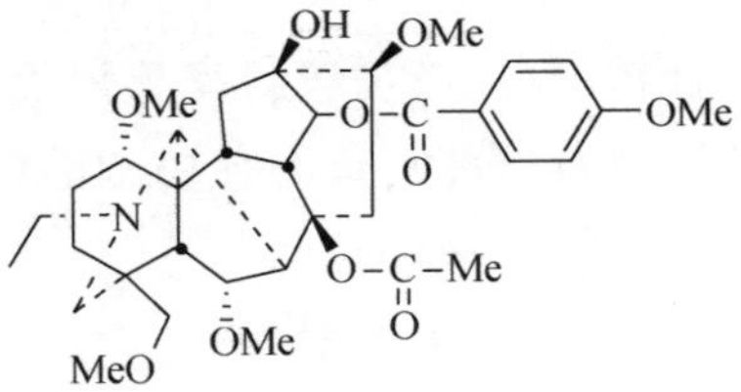

图 5.34　草乌甲素结构

2015 年,张建强等[55]制备了虫草素(cordycepin,COR)与环糊精的包合物,通过 UV-vis、FTIR、DSC、SEM、XRD、ESI-MS 和 $^1$H NMR 对配合物进行了表征,确定了包合物的化学计量比为 1∶1,并用分子动力学模拟了包合机理。结果显示,虫草素分子的嘌呤环包合于 CDs 的空腔中。

2017 年,赵芬等[56]通过饱和溶液法制备了虫草素(COR)与羟丙基-β-环糊精(HP-β-CD)的包合物(图 5.35),运用 $^1$H NMR 和、DSC、TG、XRD、FTIR 和 SEM 对 COR/H-β-CD 包合物进行了表征和性能测定。结果表明,COR 与 HP-β-CD 按 1∶1 进行包合,形成包合物后 COR 的水溶性、热稳定性及生物环境稳定性都得到明显提高。

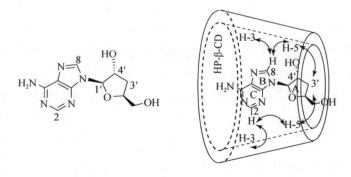

图 5.35　COR/HP-β-CD 包合物可能的包合模式

2004 年,杨波等[57]采用饱和水溶液法制备了盐酸小檗碱(berberine hydrochloride)与 β-环糊精(β-CD)的包合物(图 5.36),通过 IR、XRD、TEM 和释放度研究了盐酸小檗碱/环糊精在二元包合体系中的相互作用。实验结果显示,盐酸小檗碱与 β-CD 形成二元体系后与单体相比较,其溶解度得以改善,溶出速度也减缓,出现了缓释现象。

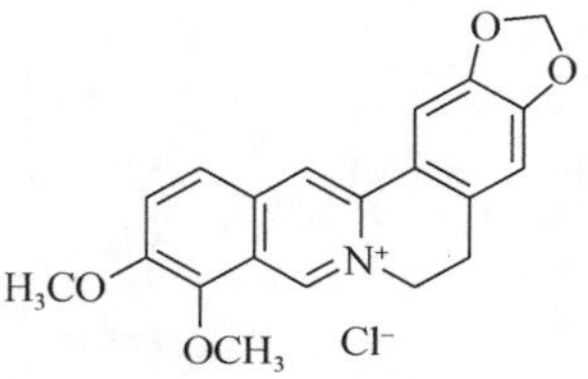

图 5.36　盐酸小檗碱结构

2010 年,Li 等[58]采用研磨法和共蒸发法制备了盐酸小檗碱与 β-环糊精(β-CD)的固体包合物,通过 FTIR、DSC 对包合物进行了表征,比较了两种方法的包合效果,结果显示研磨法包合效率更高。

Cheng 等[59]通过观察 LS174T 结肠癌异种移植小鼠模型中获得的肿瘤的缩小和毒性,来评估 β-环糊精(β-CD)与喜树碱(camptothecin,CPT)络合物(图 5.37),四种类型的 β-CD/CPT 包合物均表现出对裸鼠中人 LS174T 癌肿瘤的优异抗肿瘤活性。在相同剂量下,高分子量包合物比 CPT 产生更大的抗肿瘤活性,且毒性也有所降低。此外,CPT 与亲水性聚合物的共轭可大大增加药物在水溶液中的溶解度,可以通过氨基酸/肽间隔基将 20-OH 基团(终止内酯环水解)与聚合物的侧链连接,从而提高药物的溶解度。

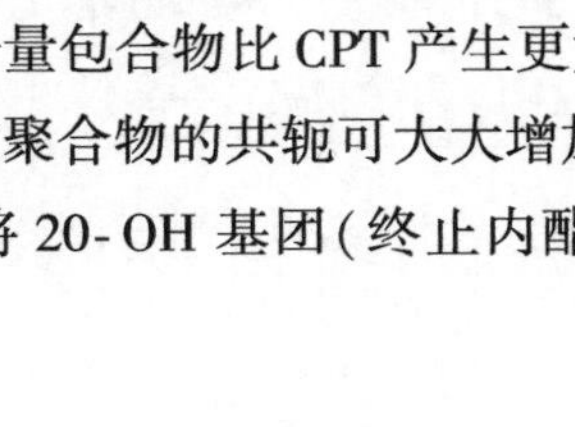

图 5.37　喜树碱结构

Chauhan 等[60]制备了秋水仙碱(colchicine,CLC)与羟丙基-β-环糊精(HP-β-CD)的包合物(图 5.38),采用傅里叶变换、差示扫描量热法、粉末 X 射线衍射法、扫描电镜、核磁共振光谱对包合物进行了表征,用高效液相色谱法分析了 CLC/HP-β-CD 包合物的口服生物利用度。结果表明,CLC 与 HP-β-CD 按 1∶1 进行包合,且在 pH 为 7.4 时形成稳定络合物,络合后 CLC 的溶解度显著提高,生物利用度也提高了 1.82 倍。

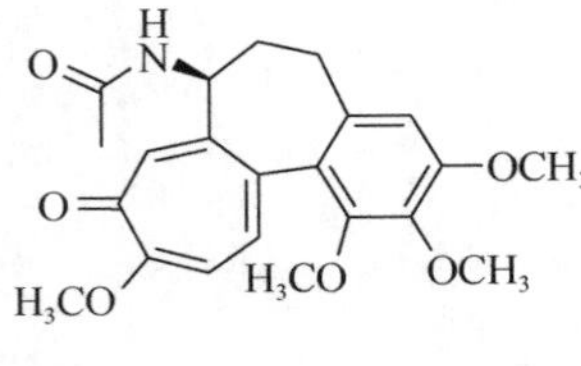

图 5.38　秋水仙碱结构

　　赵芳等[61]研究了延胡索乙素(tetrahydropalmatine,THP)与 β-环糊精及其衍生物(β-CD、HP-β-CD、DM-β-CD 和 TM-β-CD)的包合物,并采用分子对接研究了主客体之间的相互作用及包合模式(图 5.39,图 5.40)。结果显示,THP 与 β-环糊精及其衍生物的包合能力在碱性条件下有优势,且呈现如下规律:TM-β-CD>HP-β-CD>DM-β-CD>β-CD。经过对接计算发现主客体包合物之间的最大相互作用力是范德华力,其最稳定的结合模式都是 THP 从 β-环糊精及其衍生物的宽口端进入空腔。而不同的是,整个 THP 贯穿在 β-CD 和 DM-β-CD 的空腔中,并且两个芳香环分别位于宽口端和窄口端;对于 HP-β-CD 和 TM-β-CD 来说,THP 的两个氮杂环呈"V"字型镶嵌到环糊精的空腔内,两个芳香环都位于 HP-β-CD 和 TM-β-CD 的宽口端。

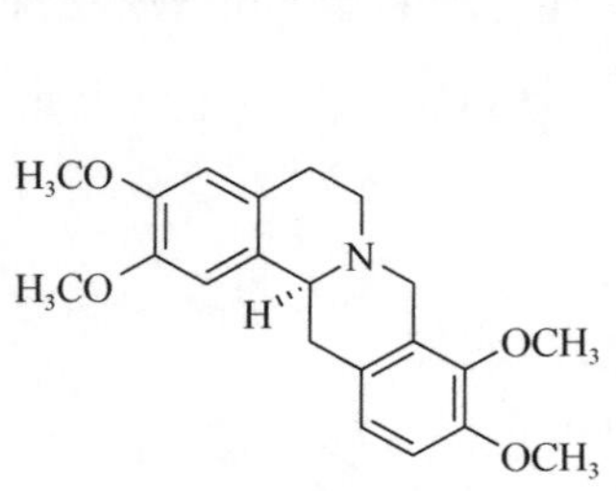

图 5.39　延胡索乙素结构

　　杨云汉等[62]通过饱和溶液法制备了长春胺(vincamine,VIN)与羟丙基-β-环糊精(HP-β-CD)的包合物(VIN/HP-β-CD)(图 5.41),并对包合物进行了表征和性能测定,以包合物的载药量为指标,选用正交实验筛选 VIN/HP-β-CD 包合物制备

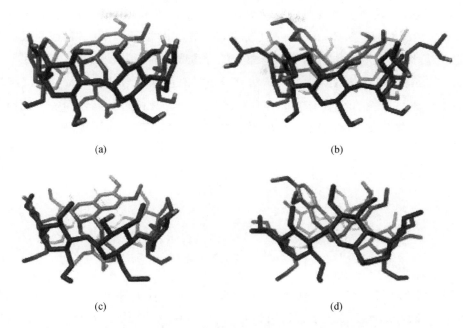

图 5.40　THP/β-环糊精及其衍生物包合物的模型图：(a) THP/β-CD 包合物、(b) THP/HP-β-CD 包合物、(c) THP/DM-β-CD 包合物和(d) THP/TM-β-CD

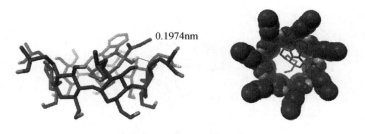

图 5.41　VIN 与 HP-β-CD 的分子对接包合模式

处方与工艺，采用量化计算与分子模拟方法从理论角度研究其包合机制，测定 VIN/HP-β-CD 包合物的水溶性，并在模拟人体胃液和肠液环境下测试包合物稳定性。实验发现，包合物的最优条件为：投料比 VIN 与 HP-β-CD 为 1∶1，包合温度为 40 ℃，包合时间为 7 h，甲醇与水的体积比为 1∶6 作为溶剂。包合物的包合比为 1∶1，VIN 与 HP-β-CD 形成包合物后，其水溶性从原来的 0.04mg/mL 提高到 16.5mg/mL，VIN 的热分解温度从 240.5 ℃ 提高到 306.1 ℃。量化计算与分子对接表明最优包合模式与核磁共振研究结果一致。分子动力学模拟研究表明,在水环境中 VIN 能深入 HP-β-CD 的疏水空腔,主客体之间的相互作用加强,空间尺寸匹配较好,疏水作用、氢键作用和范德华力为包合物形成的主要驱动力。

严春临等[63]采用搅拌–冷冻干燥法制备了吴茱萸次碱(rutecarpine)(图 5.42)与羟丙基-β-环糊精(HP-β-CD)的包合物,以包合率为指标,对包合制备工艺条件进行了优化,吴茱萸次碱经羟丙基-β-环糊精包合后其溶解度有所提高。

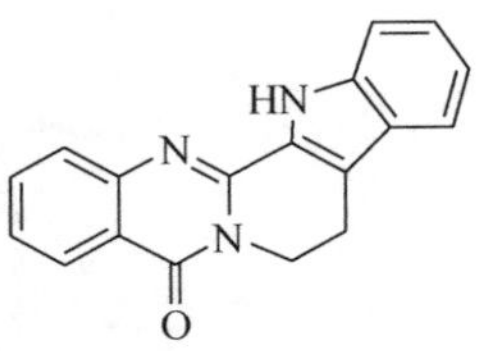

图 5.42　吴茱萸次碱结构

潘娅等[64]研究了马钱子碱(brucine)(图 5.43)与 β-环糊精(β-CD)包合物的制备及表征,并对制备工艺条件进行优化,最佳条件为:马钱子碱与 β-CD 投料比为 1∶8,包合温度为 50 ℃,包合时间为 20 min。探索了环糊精对马钱子碱水溶性和稳定性的影响,研究结果表明,β-CD 能使马钱子碱的稳定性增强,水溶性比原来提高 6.4 倍。

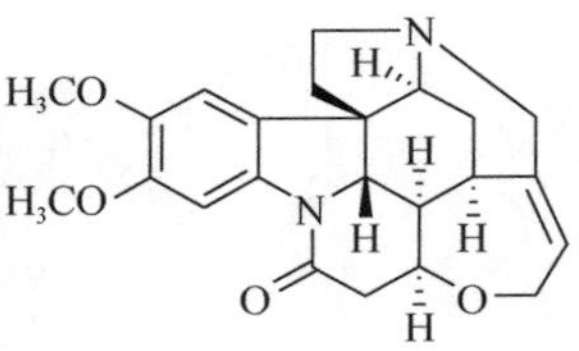

图 5.43　马钱子碱结构

Mohandoss[65]等制备了鸟嘌呤(guanosine, GuN)(图 5.44)与 β-环糊精(β-CD)、羟丙基-β-环糊精(HP-β-CD)和磺丁基醚-β-环糊精(SBE-β-CD)的包合物,通过 Benesi-Hildebrand 方法推算出三种包合物的化学计量比为 1∶1。采用 FTIR、XRD、TGA-DSC 和 SEM 对包合物进行了表征。结果表明,GuN 成功进入 CDs 空腔内,通过分子模型计算分析确定了 GuN 与 CDs 的最佳包合模型;通过实验分析出 GuN 与 CDs 的复合物比 GuN 单体显示出更好的细胞活力和细胞摄取能力。

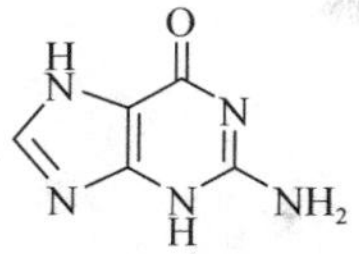

图 5.44　鸟嘌呤结构

沈新宇等[66]以溶剂搅拌–冷冻干燥法制备了薏苡素(coixol)(图 5.45)与羟丙基-β-环糊精(HP-β-CD)包合物冻干粉,并对其包合行为进行了研究,发现包合物中薏苡素的释放率高于单体化合物,并且溶出度和稳定性也有所提高。

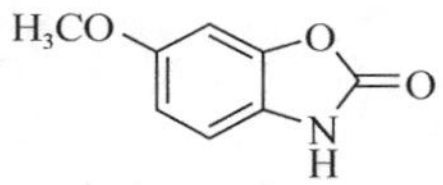

图 5.45　薏苡素结构

## 5.5　环糊精与木脂素类天然药物的主客体化学

木脂素类化合物(lignans)是一类由苯丙素双分子聚合而成的天然产物,通常所指的是二聚体,少数为三聚体和四聚体等。木脂素类的苯丙素组成单元也可分为多种类型,主要包括肉桂酸、肉桂醇、丙烯基酚、烯丙基酚等。木脂素类的结构类型繁多,并有大量的取代基变化和立体异构体,因此其生物活性十分广泛,具有抗肿瘤、抗病毒、保肝作用、保护心血管系统等药理活性[10]。

杨丽娟等[67]研究了鬼臼毒素(podophyllotoxin,POD)与环糊精及其衍生物(α-CD、β-CD、γ-CD、HP-β-CD、DM-β-CD 和 TM-β-CD)的新型包合物,并采用紫外光谱滴定、核磁共振波谱和热分析等分析方法对包合物进行表征。探讨了鬼臼毒素分子与环糊精形成包合物的包合模式(图 5.46)、键合能力、化合物表征及溶解效应等。实验结果表明,环糊精及其衍生物能明显提高 POD 的水溶性和稳定性,其溶解度由(120μg/mL)分别增加至(3.1mg/mL)和(3.3mg/mL),热稳定性也得到显著增加。鬼臼毒素与环糊精及其衍生物在酸性条件(pH=3.0)下形成包合的能力小于碱性条件(pH=10.5)。进行了鬼臼毒素/环糊精等分子组装体的抗肿瘤细胞毒性活性实验,结果显示,鬼臼毒素与环糊精及其衍生物形成包合物后,其抗肿瘤活性没有受到影响。

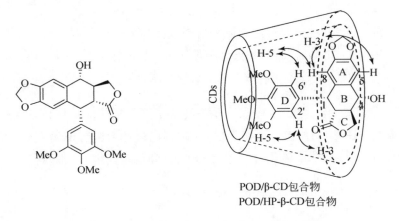

POD/β-CD包合物
POD/HP-β-CD包合物

图 5.46　POD/CDs 包合物的包合模式示意图

吴连贺等[68]对黄酮木脂素类化合物水飞蓟宾(silybin)(图 5.47)与三种不同环糊精(β-CD、HP-β-CD、CD-MOFs)形成包合物的制备及性质进行了研究。比较了三种环糊精对水飞蓟宾包合率及溶解度的影响。

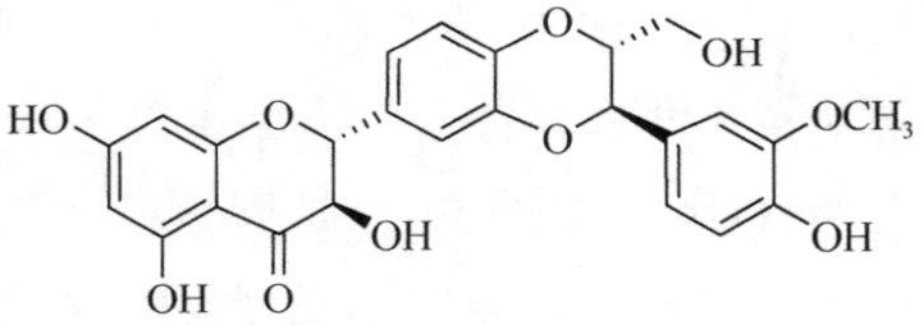

图 5.47　水飞蓟宾结构

## 5.6　环糊精与香豆素天然类药物的主客体化学

香豆素类化合物(coumarins)是一类具有芳甜香气的天然产物,是药用植物的主要活性成分之一。香豆素属于天然苯丙素类成分,其结构是由顺式邻羟基桂皮酸所形成的内酯,称 α-苯并吡喃酮或 1,2-苯并吡喃酮。通常以游离态或成苷的形式遍布于豆科、伞形科、芸香科和茄科等植物界中,在自然界中存在的数量和类型较多。香豆素的分类按其生源途径所形成的基本骨架可以分为四类:简单香豆素、呋喃香豆素、吡喃香豆素和其他香豆素。香豆素类化合物具有抗癌、抗菌、抗 HIV、抗凝血等作用,有较好的广泛生理活性[10]。

朱庆英等[69]制备了香豆素(coumarin)(图 5.48)与羟丙基-β- 环糊精(HP-β-CD)包合物,通过紫外光谱、红外光谱以及 X 射线粉末衍射对包合物进行了表征,实验发现 HP-β-CD 能显著改善香豆素的热稳定性和溶解度。

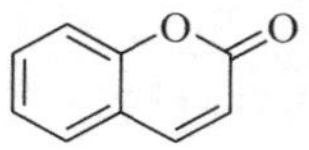

图 5.48　香豆素结构

陈爱菊等[70]成功制备了 7-羟基香豆素(7-hydroxycoumarin)(图 5.49)与羟丙基-β-环糊精(HP-β-CD)的包合物,运用相溶解度法测定了水溶液或磷酸盐缓冲溶液中包合物的包合作用,根据获得的包合常数、焓变、熵变、吉布斯自由能等热力学参数,研究了环糊精分子与药物分子间的主客体相互作用。实验结果表明,7-羟基香豆素的溶解度随着温度和环糊精浓度的增加而增加;7-羟基香豆素与环糊精在水溶液或中吉布斯自由能为负值、焓变为负值、熵变为负值,且焓值变化远远大于熵变,即该主客体包合作用属于自发放热反应,为焓驱动过程。

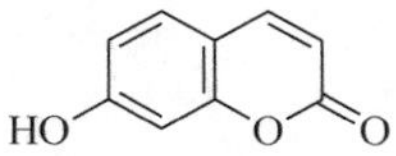

图 5.49　7-羟基香豆素结构

3-羧基-5,6-苯并香豆酸(3- carboxy- 5,6- benzocoumarinic acid)是一种弱酸(图 5.50),具有发光特性,可用作发光二极管和蛋白质的荧光标记。2008 年 Tablet 等[71]采用稳态荧光法研究了 3-羧基-5,6-苯并香豆酸与环糊精(α-、β-、γ-、2-羟基-β、2-羟基-γ-环糊精)的主客体相互作用,在不同的 pH(pH=9.48、2.11)下测定了包合物的络合常数和化学计量,并使用分子力学(MM)对包合物进行了理论计算研究。

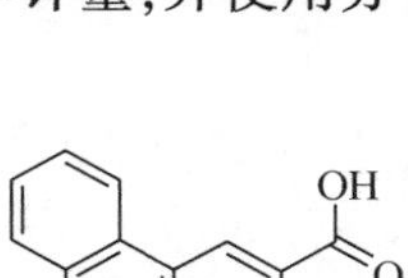

图 5.50　3-羧基-5,6-苯并香豆酸结构

## 5.7　环糊精与甾体类天然药物的主客体化学

天然存在的甾体类化合物(steroids)种类很多,结构中都具有环戊烷骈多氢菲的甾核。天然甾体因甾核侧链取代基不同,有许多种类型,且可与糖结合成甙而存在,其类型主要有 $C_{21}$ 甾类、强心苷类、甾皂苷类、植物甾醇、胆酸类、昆虫变态激素类和醉茄内酯类等,具有广泛的生物活性[10]。

Rinaldi 等[72]通过快速无溶剂机械化学处理法成功制备了几种类固醇类化合物[胆甾醇(cholesterol)、β-谷甾醇(β-sitosterol)、胆酸(cholic acid)、熊去氧胆酸(ursodeoxycholic acid)]与 α-、β-、γ-CD 的包合物,并通过 DSC(差示扫描量热法)对包合物进行了分析,研究表明机械化学技术可能为植物基质中无溶剂类固醇的提取开拓新的思路(图 5.51)。

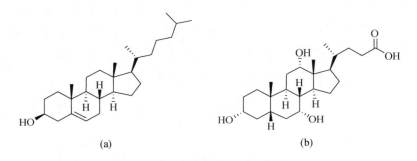

(a)　　　　　　　　　　　　　(b)

图 5.51　胆甾醇(a)和胆酸(b)结构

吕晓玲等[73]采用饱和水溶液法制备了植物甾醇(phytosterol)与 β-环糊精(β-CD)、羟丙基-β-环糊精(HP-β-CD)的包合物,并对两个包合物的包合行为进行了研究。此外,还考察了包合后植物甾醇对高血脂症小鼠的血脂指标的影响,发现经环糊精包合后不仅能提高植物甾醇的溶解性和稳定性,同时能保持植物甾醇原有的降血脂功效。

## 5.8　环糊精与醌类天然药物的主客体化学

天然醌类化合物(quinonoids)主要包括苯醌、萘醌、菲醌和蒽醌四种类型。天然存在的苯醌化合物多为苯醌的衍生物;萘醌类化合物以 α-萘醌类形式存在最

多,萘醌类化合物具有明显的生物活性,如抗肿瘤、抗菌、中枢神经镇静作用等药理
活性。天然菲醌包括邻醌及对醌两种类型[74];蒽醌类化合物是天然醌类化合物中
数量最多的一类重要化合物,天然蒽醌类化合物多数是蒽醌的羟基、羟甲基、甲氧
基和羧基衍生物,植物体内的蒽醌类化合物可呈游离形式或与糖结合成苷的形式
存在,其生物活性非常广泛,具有抗肿瘤、抗氧化、抗菌、抗炎、酪氨酸蛋白激酶抑制
作用等[10]。

百里醌(thymoquinone,TQ)是一种天然产物,是黑变种种子的主要成分,具有
抗炎作用和抗癌活性(图 5.52)。Cardoso 等[75]成功制备了 TQ 与 β-环糊精(β-
CD)的包合物,并通过傅里叶变换红外(FTIR)、紫外可见光(UV-vis)、正电子湮没
寿命(PAL)光谱、差示扫描量热法(DSC)对包合物进行了研究,结果表明环糊精与
TQ 以 1∶1 形成包合物。

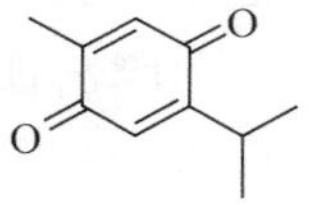

图 5.52 百里醌结构

紫胶染料是一种无毒的天然着色剂,已被广泛使用于食品和纺织工业,但由于
其水溶性低,使其应用受到了一定的限制。刘兰香等[76]成功制备了紫胶酸 A
(laccaic acid A)(图 5.53)与 β-环糊精及其衍生物(β-CD、M-β-CD 和 HP-β-CD)的
包合物,探索了环糊精对紫胶酸 A 溶解度的影响,通过核磁共振、电子显微镜、傅里叶
变换红外光谱对包合物进行了表征,并证实了包合物的水溶性提高和毒性降低。

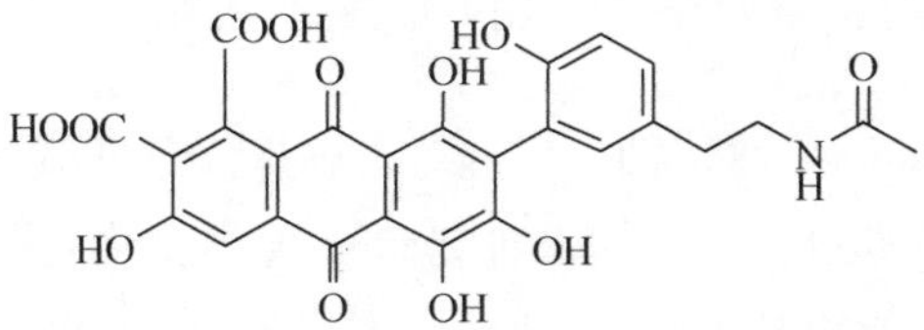

图 5.53 紫胶酸 A 结构

张崇等[77]分别制备了蓝萼甲素(glaucocalyxin A)(图 5.54)与羟丙基-β-环糊
精(HP-β-CD)、γ-环糊精(γ-CD)包合物,并对两种包合物进行了表征,对比了两种
包合物的溶解度、体外溶出速率以及体内抗肿瘤实验。结果显示,蓝萼甲素经 γ-环

糊精包合后,溶解度和抗肿瘤作用均提高。

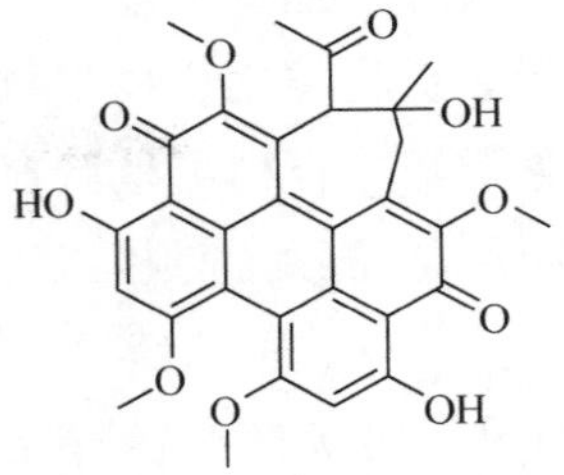

图 5.54　蓝萼甲素结构

吴妮等[78]采用饱和水溶液法成功制备了丹参酮ⅡA(tanshinone-ⅡA)(图5.55)与β-环糊精(β-CD)的包合物,以包合物的收率和包封率为评价指标,主客体摩尔比、包合温度、包合时间为因变量优选出了最佳制备工艺条件,并对丹参酮ⅡA/β-环糊精包合物的包合行为进行了研究,证明β-CD能显著提高丹参酮ⅡA的溶出度。

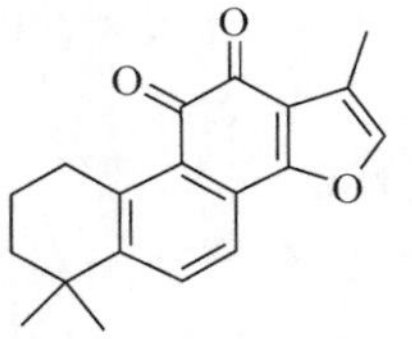

图 5.55　丹参酮ⅡA结构

## 5.9　环糊精与挥发油类天然药物的主客体化学

挥发油(essential oil)又称精油,是一类具有挥发性可随水蒸气蒸馏出来的油状液体,广泛分布在天然药物中。挥发油是许多种类型化合物的混合物,其化学成分十分复杂,以萜类衍生物最为丰富,主要为单萜与倍半萜。挥发油中的萜类化合物可以含氧或不含氧,不含氧的烃类挥发油较多,但大多数因无香气而不重要。含氧衍生物有醇、醛、酮、醚、酚、酸和酯等,含量虽少,但大多数有优异的芳香味,是挥发油中的重要成分,如薄荷醇、香茅醇、柠檬醛等。挥发油大部分具有香气,具有抑菌、止痛、理气、发汗等药理作用[10]。

多数挥发油具有性质不稳定、易挥散、溶解性差、有刺激性以及难以成药等缺点。通过环糊精对挥发油进行包合,在一定程度上,可以防止药物挥发、增加药物稳定性、提高药物溶解度。目前有关环糊精对挥发油类药物的包合行为研究较多,本章仅选取几个代表性例子进行综述。

王颖等[79]运用正交法考察了薄荷醇(menthol)(图 5.56)与 β-环糊精(β-CD)包合制备的最佳工艺条件为:包合温度 50 ℃,搅拌时间 4 h,投料比 1∶1,运用红外光谱、热分解和缓释释放证实了薄荷醇与 β-CD 的包合作用力主要是范德华力。薄荷醇与 β-CD 包合后,其自身的热稳定性和挥发性都有所改善,且其保香期也有所延长,这为薄荷醇在卷烟领域的应用提供了新的技术途径。

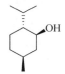

图 5.56　薄荷醇结构

张壮丽等[80]对鱼腥草挥发油与羟丙基-β 环糊精(HP-β-CD)包合物的制备及其包合行为进行了研究,以包合率和载药量为评价指标,筛选出最佳制备方法为搅拌法,考察了高温、高湿、强光照实验对包合前后鱼腥草挥发油稳定性的影响。

李颖等[81]采用超临界 $CO_2$ 萃取法提取鲜鱼腥草挥发油,采用搅拌法制备鱼腥草挥发油与 β-CD 的包合物,通过红外光谱法和顶空固相微萃取–气相色谱–质谱法(HS-SPME-GC-MS)对包合物进行质量评价。以挥发油包合率、包合物得率和包合物中甲基正壬酮质量分数的综合评分 OD 值为评价指标,考察了包合时间、包合温度、β-CD 与鱼腥草挥发油投料比对制备工艺的影响,优化了包合物的制备工艺。

顾思浩等[82]研究了加味苓桂术甘汤中挥发性成分与 β-环糊精(β-CD)的包合工艺,通过正交实验对包合工艺进行优化,筛选出最佳制备工艺条件,并对此制备工艺进行了评估。

刘道群等[83]优化了芹菜籽挥发油与羟丙基-β-环糊精(HP-β-CD)的包合工艺,筛选出最佳包合工艺条件。制备了芹菜籽挥发油与羟丙基-β-环糊精的包合物,通过紫外光谱(UV)和差示扫描量热法(DSC)对包合物进行了表征。

王晓娟等[84]以姜黄挥发油包合率和包合物收率为指标进行综合评价,筛选出姜黄挥发油羟丙基-β-环糊精(HP-β-CD)包合物的最佳制备方法为研磨法,探究了光照、高温、高湿对包合物的稳定性及抗菌活性的影响。采用紫外光谱、红外光谱、薄层鉴别、显微鉴别对包合物进行了表征。

屠寒等[85]运用星点设计–效应面法优化了薄荷挥发油与β-环糊精包合物的包合工艺,考察了包合时间、包合温度、β-环糊精与薄荷挥发油的比例(料油比)等三个因素对薄荷挥发油包合率和包合物得率的综合评分的影响,得到最优工艺条件为:包合温度49 ℃,包合时间157 min,料油比9∶1,最佳包合工艺有利于薄荷挥发油/β-环糊精包合物的制备,且提高了薄荷挥发油的利用率。

苏秀霞等[86]采用水浴恒温磁力搅拌法制备当归油与HP-β-CD包合物,利用紫外光谱、红外光谱和薄层层析色谱对包合物进行表征。以挥发油包合率和包合产率为指标评价,通过正交实验对制备工艺进行优化,测试了当归油的稳定性。实验结果显示,HP-β-CD与当归油形成了包合物,且在包合过程中未改变当归油的化学成分,提高了当归油的缓释效果。

赵红红等[87]采用冷冻干燥法制备了氧化分解白术挥发油与羟丙基-β-环糊精(HP-β-CD)的包合物,通过荧光分光光度法对制备工艺进行了评价,以包合率和含油率为指标,利用正交实验法对氧化分解白术挥发油与羟丙基-β-环糊精的质量比、包合时间和包合温度进行了包合条件的优化,筛选出最佳包合工艺条件。同时利用气相色谱–质谱联用技术对氧化分解白术挥发油包合前后的化学成分进行分析,结果显示,包合前后其化学成分相同,只是各组分的比例略有变化。

相聪坤等[88]采用搅拌法、研磨法和超声法对白术、桂枝混合挥发油与β-环糊精的包合进行了比较,包合物通过UV、TLC、DSC以及显微鉴别进行了表征。以混合挥发油得率、包合率、含油率为指标,优化包合的最佳工艺条件如下:挥发油与β-CD投料比为1∶8,包合时间为3 h,包合温度为40 ℃。

## 5.10 环糊精与其他类天然药物的主客体化学

张建强等[89]2016年研究了反式白藜芦醇苷(*trans*-polydatin,图5.57)与β-CD和γ-CD的配位包合行为,并考察了包合物的水溶性。结果表明,β-CD和γ-CD与反式白藜芦醇苷包合后溶解度得到显著提高,分别从0.161mg/mL提高到7.21mg/mL(44.8倍)和12.02mg/mL(74.7倍),且其形成包合物后,体外生物利用度明显高于游离反式白藜芦醇苷。同年,周自若等[90]通过冷冻干燥法制备了虎杖苷(又名反式白藜芦醇苷)/甲基-β-环糊精(Me-β-CD)包合物,采用 X 射线粉末衍射、热重分析、扫描电镜对包合物进行了表征,利用相溶解度法对包合前后虎杖苷的溶解度进行了测定,虎杖苷经甲基-β-环糊精包合后,其水溶性、稳定性和抗氧化性均得到提高。

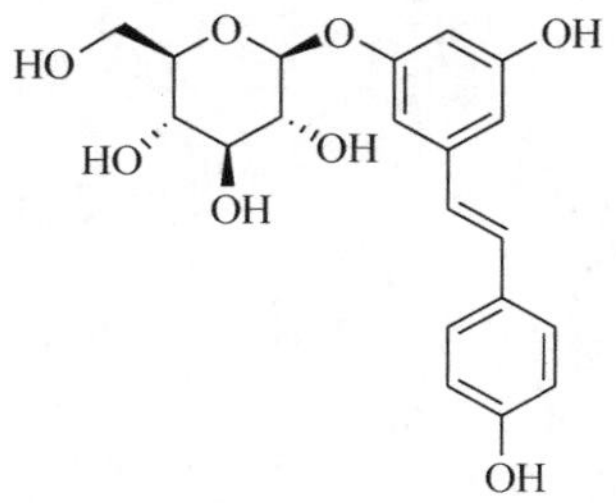

图 5.57　反式白藜芦醇苷结构

Celik 等[91]制备了迷迭香酸(rosmarinic acid,RA)(图 5.58)分别与 5 种环糊精及其衍生物(β-CD、α-CD、HP-α-CD、HE-α-CD、M-α-CD)的包合物,通过红外光谱及其荧光光谱推断了 5 种包合物的包合比为 1∶1,使用紫外可见吸收和稳态荧光技术以及抗氧化剂容量的相应变化对水溶液中 RA 的性质进行了研究。

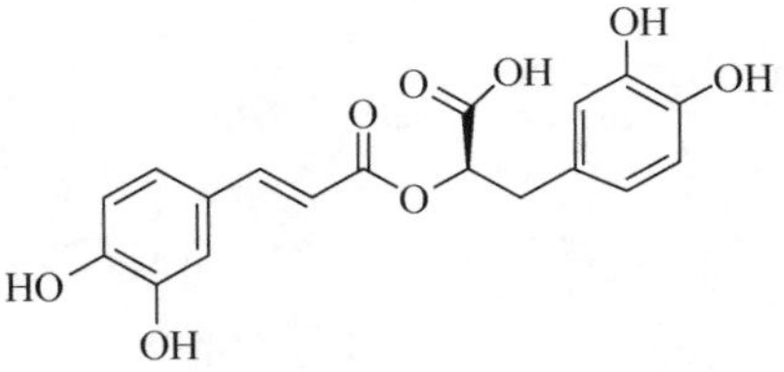

图 5.58　迷迭香酸(RA)结构

赵榆林等[92]制备了 α-亚麻酸(α-linolenic acid)(图 5.59)与磺丁基醚-β-环糊精(SE-β-CD)的包合物,通过紫外分光光谱、红外光谱、X 粉末衍射、热重分析和差示扫描量热分析等方法对其包合行为进行了研究。结果表明,包合物的溶解度显著高于单体 α-亚麻酸。

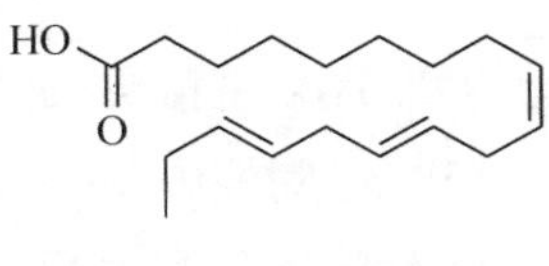

图 5.59　α-亚麻酸结构

龚又明等[93]采用 Franz 扩散装置研究了异甘草素(isoliquiritigenin)(图 5.60)/
羟丙基-β-环糊精(HP-β-CD)包合物乳膏的透皮吸收效果,实验结果显示,经羟丙
基-β-环糊精包合后,异甘草素的经皮吸收、生物利用度显著高于异甘草素自身。

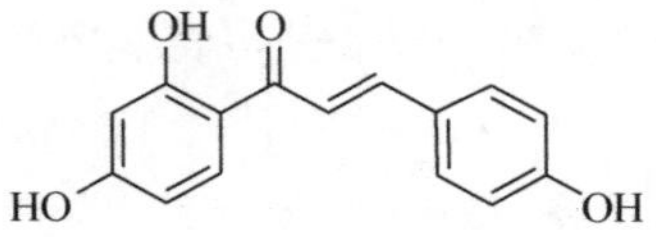

图 5.60　异甘草素结构

李燕红等[94]将烯丙菊酯(allethrin)(图 5.61)与羟丙基-β-环糊精(HP-β-CD)
进行包合,通过核磁共振、红外光谱、差示扫描量热法对其包合行为进行了探讨,通
过相溶解度法证实了环糊精对烯丙菊酯具有增溶作用。

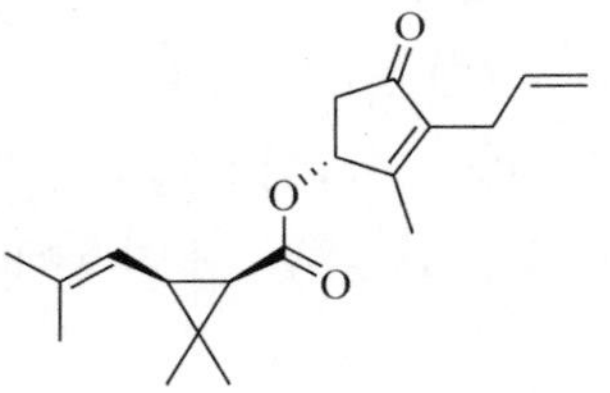

图 5.61　烯丙菊酯结构

巩卫琪等[95]以饱和溶液法制备了香芹酚(carvacrol)(图 5.62)与 β-环糊精
(β-CD)的包合物,并对香芹酚/β-环糊精包合物的释放和抑菌作用进行了研究,发
现环境温度和湿度对香芹酚的释放有一定的影响,当香芹酚/β-环糊精包合物的量
达 0.05g 时,对桔青霉菌的抑制效果较好。

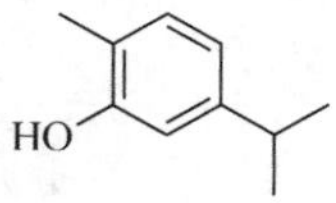

图 5.62　香芹酚结构

张光杰等[96]将水溶液法与冷冻干燥法相结合成功制备了角鲨烯(squalene)
(图 5.63)/γ-环糊精(γ-CD)包合物,运用核磁共振并结合分子模拟推断出角鲨烯
与 γ-环糊精的络合机理,研究了温度对包合常数的影响,发现 55℃时角鲨烯与 γ-

环糊精的稳定常数最高达到 1778.086L/mol,且包合物的水溶性比未包合的角鲨烯高 309 倍。

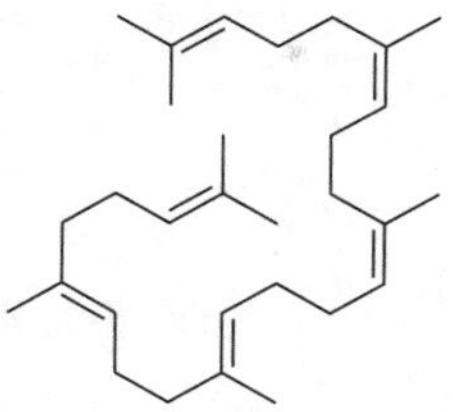

图 5.63　角鲨烯结构

李运涛等[97]采用水搅拌法、超声法和研磨法制备了阿维菌素(avermectin)(图 5.64)与 β-环糊精(β-CD)包合物,通过 DSC 对包合物进行了验证,采用高效液相色谱法对三种包合制备方法的包合率进行了考察,通过正交实验确定了阿维菌素与 β-CD 包合物的最佳制备工艺条件为:包合温度 53℃、包合时间 8 h、主客体投料质量比 10∶1。

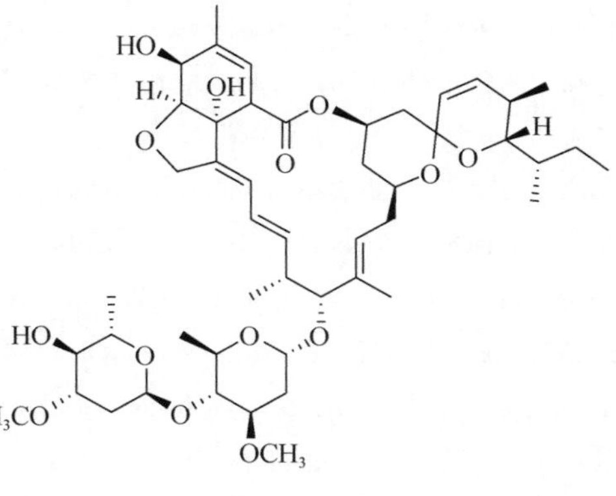

图 5.64　阿维菌素结构

汪少峰等[98]采用饱和溶液法成功制备了番茄红素(lycopene)(图 5.65)与 β-环糊精(β-CD)包合物,以包合率为评价指标,溶剂比例、主客体摩尔比、时间、搅拌温度、冷藏时间为考察因素进行了正交工艺筛选,根据极差和方差分析得出主客体摩尔比是影响番茄红素与 β-CD 包合效果最显著的因素,经环糊精包合后番茄红素的稳定性显著增加。

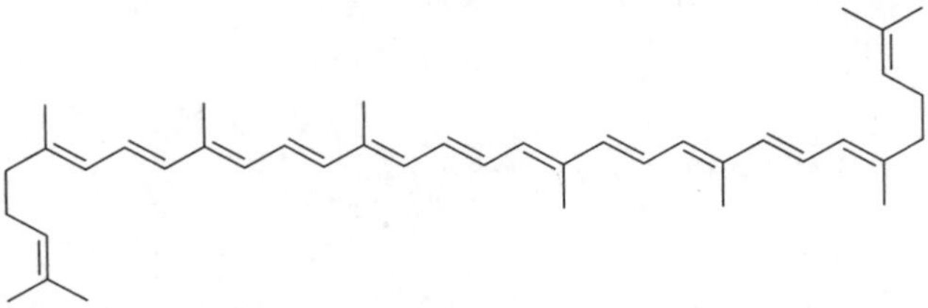

图 5.65　番茄红素结构

# 参 考 文 献

[1] 周成合,张飞飞,甘淋玲,等. 超分子化学药物研究[J]. 中国科学(B 辑),2009,39(3):
208-252.

[2] (a)恽菲,狄留庆,蔡宝昌,等. 中药制剂口服吸收生物利用度改善方法探讨[J]. 世界科学
技术——中医药现代化. 2009,11:772.

(b)张均田. 人参皂苷 Rg1 的促智作用机制——对神经可塑性和神经发生的影响[J]. 药学
学报,2005(5):385-388.

(c)Takino Y. Studies on pharmacodynamics of ginsenoside-Rg1,Rb1 and-Rb2 in rats yakugaku
zasshi[J]. Yakugaku Zasshi-journal of the Pharmaceutical Society of Japan,1994,114(8):
550-564.

[3] (a)Ding A H,Porteu F,Sanchez E,et al. Shared actions of endotoxin and taxol on TNF receptors
and TNF release[J]. Science,1990,248(4953):370-372.

(b)Liebmann J E,Cook J A,Lipschultz C,et al. Cytotoxic studies of paclitaxel(Taxol Ⓒ) in
human tumour cell lines[J]. British Journal of Cancer,1993,68:1104-1109.

[4] Adams J D,Flora K P,Goldspiel B R,et al. Taxol:a history of pharmaceutical development and
current pharmaceutical concerns[J]. Journal of the National Cancer Institute,1993,15(15):
141-147.

[5] Ju W Z,Chun J H,Tan R X,et al. Study on metabolites of scutellarin in gastrointestinal tract by
UPLC-MS/MS method[J]. Chinese Journal of Clinical Pharmacology and Therapeutics,2006,
11(3):292-295.

[6] (a)Hong H,Liu G Q. Protection against hydrogen peroxide-induced cytotoxicity in PC12 cells by
scutellarin[J]. Life Sciences,2004,74(24):2959-2973.

(b)David G,Yian H L,Eng S O. Inhibitory effects of a chemically standardized extract from
scutellaria barbata in human colon cancer cell lines,LoVo[J]. Journal of Agricultural and Food

Chemistry,2005,53(21):8197-8204.

[7] (a) Yu Y, Yi Z B, Liang Y Z. Main antimicrobial components of tinospora capillipes, and their mode of action against staphylococcus aureus[J]. FEBS Letters,2007,581(22):4179-4183.

　　(b)周玥,蒋学华. 黄藤素在大鼠胃肠道中的吸收动力学[J]. 华西药学杂志,2006,2: 168-169.

[8] 谢宗万,梁爱华. 全国中草药汇编[M]. 北京:人民卫生出版社,1996.

[9] 陈毓亨. 我国鬼臼类植物资源的研究[J]. 药学学报,1979,14(2):101-107.

[10] 徐任生. 天然产物化学[M]. 北京:科学出版社,2005,526-534.

[11] Jullian C, Miranda S, Zapata-Torres G, et al. Studies of inclusion complexes of natural and modified cyclodextrin with (+)-catechin by NMR and molecular modeling [J]. Bioorganic Medicinal Chemistry,2007,15:3217-3224.

[12] Zheng Y, Haworth I, Zuo Z, et al. Physicochemical and structural characterization of quercetin-β-cyclodextrin complexes[J]. Journal of Pharmaceutical Sciences,2005,94:1079-1089.

[13] Cannavà C, Crupib V, Ficarra P, et al. Physico-chemical characterization of an amphiphilic cyclodextrin/genistein complex[J]. Journal of Pharmaceutical and Biomedical Analysis,2010,51: 1064-1068.

[14] Tommasini S, Raneri D, Ficarra R, et al. Improvement in solubility and dissolution rate of flavonoids by complexation with β-cyclodextrin[J]. Journal of Pharmaceutical and Biomedical Analysis,2004,35:379-387.

[15] Ma S X, Chen W, Yang X D, et al. Alpinetin/hydroxypropyl-β-cyclodextrin host-guest system: preparation, characterization, inclusion mode, solubilization and stability [J]. Journal of Pharmaceutical and Biomedical Analysis,2012,67:193-200.

[16] Yang L J, Ma S X, Zhou S Y. Preparation and characterization of inclusion complexes of naringenin with β-cyclodextrin or its derivative[J]. Carbohydrate Polymers,2013,98(1): 861-869.

[17] Zhou S Y, Ma S X, Cheng H L, et al. Host-guest interaction between pinocembrin and cyclodextrins:characterization, solubilization and stability[J]. Journal of Molecular Structure, 2014,1058:181-188.

[18] 杜瑶,周树娅,杨云汉,等. 松属素与甲基化-β-环糊精的分子识别研究[J]. 分析化学, 2019,47(3):371-379.

[19] Yang L J, Xia S, Ma S X, et al. Host-guest system of hesperetin and β-cyclodextrin or its derivatives: preparation, characterization, inclusion mode, solubilization and stability [J]. Materials Science Engineering C,Materials Biological Applications,2016,59(3):1016-1024.

[20] 杨俊丽,杨云汉,杜瑶,等. 高丽槐素与羟丙基-β-环糊精包合行为及其分子模拟研究[J]. 中国新药杂志,2019,28(15):1889-1895.

[21] Yang L J,Chang Q,Zhou S Y,et al. Host-guest interaction between brazilin and hydroxypropyl-β-cyclodextrin:Preparation,inclusion mode,molecular modelling and characterization[J]. Dyes & Pigments,2018,150:193-201.

[22] Zhang W D,Chen W S,Wang Y H,et al. Studies on the flavone glycosides from the extract of erigeron breviscapus[J]. Chinese Traditional and Herbal Drugs,2000,31:565-566.

[23] Yang B,Yang L J,Lin J,et al. Binding behaviors of scutellarin with α-,β-,γ-cyclodextrins and their derivatives[J]. Journal of Inclusion Phenomena & Macrocyclic Chemistry,2009,64(1-2):149-155.

[24] Nikolett S,Rita C,Tamás K,et al. Complex formation of flavonoids fisetin and geraldol with β-cyclodextrins[J]. Journal of Luminescence,2018,194:82-90.

[25] Zhang J Q,Jiang K M,An K,et al. Novel water-soluble fisetin/cyclodextrins inclusion complexes:preparation,characterization,molecular docking and bioavailability[J]. Carbohydrate Research,2015,418:20-28.

[26] Ren S H,Zhang J Q,Yan H H,et al. Preparation,characterization,molecular docking and *in vitro* evaluation of two novel morin hydrate/CD inclusion complexes [J]. Journal of Inclusion Phenomena and Macrocyclic Chemistry,2016,85(3-4):317-328.

[27] Sergey S,Ramin E S,Serdar D,et al. Solubility profiles,hydration and desolvation of curcumin complexed with γ- cyclodextrin and hydroxypropyl- γ- cyclodextrin [J]. Journal of Molecular Structure,2017,1134:91-98.

[28] Dong Q,Wang Y,Wen J,et al. Inclusion complex of neohesperidin dihydrochalcone and glucosyl-β- cyclodextrin:synthesis,characterization,and bitter masking properties in aqueous solutions [J]. Journal of Molecular Liquids,2017,241:926-933.

[29] 郭波红,廖灿城,吴秀君,等. 芒柄花素 2-羟丙基-β-环糊精包合物的制备及其包合行为探讨[J]. 中草药,2017,48(14):2877-2882.

[30] 钟鸣,林忆龙,李世杰,等. 龙血竭 HP-β-环糊精包合物的制备、表征及其抗炎作用研究[J]. 中药材,2018,41(5):1166-1169.

[31] 张娥,谭睿,顾健,等. 葛根素–羟丙基-β-环糊精包合物的制备及其性质表征[J]. 华西药学杂志,2013,28(1):23-25.

[32] 邓颖慧,苏丽娜,庞艳华,等. 大豆苷元与氨基修饰 β-环糊精包合物的制备、表征及水溶性[J]. 分析化学,2017,45(5):648-653.

[33] 陈筠,许诗豪,罗井清,等. 芸香苷–羧甲基-β-环糊精包合物的制备及其表征[J]. 食品工

业科技,2017,38(21):197-202.

[34] Liu Y,Chen C S,Chen Y,et al. Inclusion complexes of azadirachtin with native and methylated cyclodextrins:solubilization and binding ability[J]. Bioorganic and Medicinal Chemistry,2005, 13:4037-4042.

[35] Yang B,Chen Y,Lin J,et al. Inclusion complexation behaviors of 3- tigloyl- azadirachtol with β- cyclodextrin derivatives[J]. Current Pharmaceutical Analysis,2008,4(3):176-182.

[36] Yang B,Lin J. Selective binding behaviors of β- cyclodextrin and its derivatives with azadirachtin guests by competitive inclusion method[J]. Chinese Journal of Analytical Chemistry, 2009, 37(10):1468-1472.

[37] Yang L J,Yang B,Chen W,et al. Host- guest system of nimbin and β- cyclodextrin or its derivatives:Preparation, characterization, inclusion mode, and solubilization [J]. Journal of Agricultural and Food Chemistry,2010,58(15):8545-8552.

[38] Alcaro S,Ventura C A,Paolino D,et al. Preparation,characterization,molecular modeling and *in vitro* activity of paclitaxel- cyclodextrin complexes [J]. Bioorganic and Medicinal Chemistry Letters,2002,12(12):1637-1641.

[39] Liu Y,Chen C S,Chen Y,et al. Inclusion complexes of paclitaxel and oligo(ethylenediamino) bridged bis(β- cyclodextrin)s:solubilization and antitumor activity[J]. Bioorganic Medicinal Chemistry,2004,12(22):5767-5775.

[40] Zhao Y L,Wei H,Zheng H H,et al. Enhancing water-solubility of poorly soluble drug,asiatic acid with hydroxypropyl- β- cyclodextrin[J]. Digest Journal of Nanomaterials and Biostructures,2010, 5:419-425.

[41] Yang B,Chen Y,Lin J,et al. Artemether/hydroxypropyl- β- cyclodextrin host- guest system:characterization,phase- solubility and inclusion mode[J]. Bioorganic and Medicinal Chemistry,2009, 17(17):6311-6317.

[42] Usuda M,Endo T,Nagase H,et al. Interaction of antimalarial agent artemisinin with cyclodextrins [J]. Drug Development and Industrial Pharmacy,2000,26(6):613-619.

[43] Illapakurthy A C,Sabnis Y A,Avery B A,et al. Interaction of artemisinin and its related compounds with hydroxypropyl- β- cyclodextrin in solution state:experimental and molecular-modeling studies[J]. Journal of Pharmaceutical Sciences,2003,92(3):649-655.

[44] 陈方伟,郭涛,李海燕,等. 双氢青蒿素羟丙基-β-环糊精包合物的制备与表征[J].药学学报,2012,47(4):529-534.

[45] 张乃先,艾莉,董英杰,等. 人参皂苷 Rg3 羟丙基-β-环糊精包合物的制备和表征[J].沈阳药科大学学报,2017,34(12):1033-1037.

[46] 晋文,李飞杨,黄宇蓉,等. 雷公藤内酯酮与2,6-二甲基-β-环糊精包合物的制备及性能研究[J].分析化学,2019,47(8):1235-1242.

[47] 景文娜,朱凤昌,张可心,等. 熊果酸-磺丁基醚-β-环糊精包合物的研究[J].中南药学,2017,15(11):1519-1523.

[48] 任玉峰,牛绕梅,王智,等. 齐墩果酸和熊果酸环糊精包合物的制备和表征[J].昆明理工大学学报(自然科学版),2017,42(3):89-95.

[49] 张春滨,曲光. β-环糊精衍生物包合脱水穿心莲内酯的工艺研究[J].中医药信息,2002,(5):56-57.

[50] 任科,张志荣,鞠静红,等. 穿心莲内酯-羟丙基-β-环糊精包合物的鉴定和热力学稳定性研究[J].中草药,2008,(4):518-521.

[51] 韩光,李景华,刘蕾,等. 超声法制备穿心莲内酯-β-环糊精包合物的研究[J].中国新药杂志,2008,(7):582-585.

[52] 唐希灿,刘雪君,陆维华. 滇西嘟拉碱甲的镇痛和身体依赖性研究[J].药学学报,1986,21(12):886-891.

[53] Wang C F, Gerner P, Wang S Y, et al. Isolated from aconitum plant displays long-acting local anesthetic properties *in vitro* and *in vivo*[J]. Anesthesiology,2007,107(1):82-90.

[54] Chen W, Yang L J, Ma S X, et al. Crassicauline A/β-cyclodextrin host-guest system:preparation, characterization,inclusion mode,solubilization and stability[J]. Journal of Pharmaceutical & Biomedical Analysis,2011,84(4):1321-1328.

[55] Zhang J Q, Wu D, Jiang K M, et al. Preparation,spectroscopy and molecular modelling studies of the inclusion complex of cordycepin with cyclodextrins[J]. Carbohydrate Research,2015,406:55-64.

[56] 赵芳,赵雪秋,常清,等. 虫草素与羟丙基-β-环糊精的包合行为及性能研究[J].分析化学,2017,45(10):1547-1555.

[57] 杨波,赵榆林,辛小燕,等. 盐酸小檗碱-环糊精在二元包合体系中的相互作用[J].化学世界,2004(6):292-304.

[58] Li N, Xu L. Thermal analysis of β-cyclodextrin/berberine chloride inclusion compounds[J]. Thermochimica Acta,2010,499(1-2):166-170.

[59] Cheng J, Khin K T, Davis M E. Antitumor activity of beta-cyclodextrin polymer-camptothecin conjugates[J]. Molecular Pharmaceutics,2004,1(3):183-193.

[60] Chauhan R, Madan J, Kaushik D, et al. Inclusion complex of colchicine in hydroxypropyl-β-cyclodextrin tenders better solubility and improved pharmacokinetics[J]. Pharmaceutical Development and Technology,2013,18(2):313-322.

[61] 赵芳,杨云汉,赵雪秋,等. 延胡索乙素与 β-环糊精及其衍生物的包合行为研究[J].中草药,2018,49(15):3609-3618.

[62] 杨云汉,赵雪秋,杜瑶,等. 长春胺与羟丙基-β-环糊精包合物的制备、表征及理论研究[J].中草药,2019,50(2):352-363.

[63] 严春临,张季,侯勇,等. 吴茱萸次碱羟丙基-β-环糊精包合物的制备工艺研究[J].中国中药杂志,2014,39(5):828-832.

[64] 潘娅,张燕君,谢昭朐,等. 马钱子碱-β-环糊精包合物的制备及表征[J].中成药,2013,35(8):1805-1808.

[65] Mohandoss S, Atchudan R, Edison I, et al. Enhanced solubility of guanosine by inclusion complexes with cyclodextrin derivatives: preparation, characterization, and evaluation [J]. Carbohydrate Polymers,2019,224:115166.

[66] 沈新宇,徐蓉蓉,王星辰,等. 薏苡素-2-羟丙基-β-环糊精包合物冻干粉的制备和表征[J].中国新药杂志,2019,28(16):2040-2048.

[67] Yang L J, Wang S H, Zhou S Y, et al. Supramolecular system of podophyllotoxin and hydroxypropyl-β-cyclodextrin: characterization, inclusion mode, docking calculation, solubilization, stability and cytotoxic activity[J]. Materials Science and Engineering C,2017,76:1136-1145.

[68] 吴连贺,孙龙江,杨西亚,等. 水飞蓟宾不同环糊精包合物的制备及性质研究[J].时珍国医国药,2016,27(9):2155-2158.

[69] 朱庆英,黄益好. 香豆素–羟丙基-β-环糊精包合物的制备研究[J].化学研究与应用,2017,29(10):1564-1568.

[70] 陈爱菊. 香豆素类抗癌药物与环糊精及生物大分子的相互作用[D].聊城:聊城大学,2014.

[71] Tablet C, Hillebrand M. Theoretical and experimental study of the inclusion complexes of the 3-carboxy-5,6-benzocoumarinic acid with cyclodextrins[J]. Spectrochimica Acta Part A,Molecular and Biomolecular Spectroscopy,2008,70(4):740-748.

[72] Rinaldi L, Binello A, Stolle A, et al. Efficient mechanochemical complexation of various steroid compounds with α-, β- and γ-cyclodextrin[J]. Steroids,2015,98:58-62.

[73] 吕晓玲,温娟,陶东川,等. 植物甾醇及其环糊精包合物对高血脂小鼠降血脂实验研究[J].食品工业科技,2011,32(9):393-398.

[74] 姚新生. 天然药物化学[M].北京:人民卫生出版社,2000,168-169.

[75] Cardoso T, Galhano C I C, Marques F M F, et al. Thymoquinone β - cyclodextrin nanoparticles system:a preliminary study [J]. Spectroscopy: An International Journal, 2012, 27 (5-6):

329-336.

[76] Liu L X,Xu J,et al. Inclusion complexes of laccaic acid A with β-cyclodextrin or its derivatives: phase solubility, solubilization, inclusion mode, and characterization[J]. Dyes and Pigments, 2017,139:737-746.

[77] 张崇,尚校军,马素英,等. 两种环糊精蓝萼甲素包合物的制备与抗肿瘤作用比较[J]. 医药导报,2013,32(11):1399-1402.

[78] 吴妮,于洁,张峡,等. 丹参酮ⅡA/β-环糊精包合物制备工艺优化及体外溶出性能研究[J]. 中国中药杂志,2017,42(23):4611-4617.

[79] 王颖,张亮,孙海峰,等. 薄荷醇与β-环糊精包合物的制备及热分解动力学研究[J]. 中国食品添加剂,2019,30(7):98-103.

[80] 张壮丽,王亚飞,荣晓哲,等. 鱼腥草挥发油羟丙基-β环糊精包合物的制备[J]. 中成药,2017,39(5):926-933.

[81] 李颖,曾茂贵,郑笈,等. 星点设计–效应面法优化鱼腥草挥发油-β-环糊精包合物的制备工艺[J]. 中草药,2014,45(13):1855-1862.

[82] 顾思浩,李宁,李玲,等. 加味苓桂术甘汤中挥发性成分β-环糊精包合工艺的优化[J]. 中成药,2019,41(9):2039-2043.

[83] 刘道群,国大亮,赵宇,等. 星点设计–效应面法优化芹菜籽挥发油羟丙基-β-环糊精的包合工艺[J]. 天津中医药,2019,36(10):1025-1030.

[84] 王晓娟,王魁麟,陆兆光,等. 姜黄挥发油羟丙基-β-环糊精包合物的制备、稳定性及其抗真菌活性[J]. 中国新药与临床杂志,2019,38(7):433-439.

[85] 屠寒,卢金清,江汉美,等. 星点设计–效应面法优化β-环糊精包合薄荷挥发油的工艺[J]. 中药材,2016,39(11):2579-2581.

[86] 苏秀霞,杨玉娜,李凯斌,等. 羟丙基-β-环糊精包合当归油的工艺研究[J]. 中成药,2013,35(2):414-417.

[87] 赵红红,阎克里,刘焕蓉. 氧化分解白术挥发油与羟丙基-β-环糊精包合工艺的研究[J]. 中草药,2015,46(12):1768-1773.

[88] 相聪坤,张静宜,李佳佳,等. 白术、桂枝挥发油β-环糊精包合工艺研究及其包合物评价[J]. 天然产物研究与开发,2017,29(1):46-51.

[89] Zhang J Q,Jiang K M,Xie X G,et al. Water-soluble inclusion complexes of trans-polydatin by cyclodextrin complexation: preparation, characterization and bioactivity evaluation[J]. Journal of Molecular Liquids,2016,219:592-598.

[90] 周自若,李姝静,岳军治. 虎杖苷/甲基-β-环糊精包合物的制备及抗氧化性质研究[J]. 时珍国医国药,2016,27(6):1376-1379.

［91］Celik S E, Mustafa O, Tufan A N, et al. Spectroscopic study and antioxidant properties of the inclusion complexes of rosmarinic acid with natural and derivative cyclodextrins ［J］. Spectrochimica Acta Part A, Molecular & Biomolecular Spectroscopy, 2011, 78(5):1615-1624.

［92］赵榆林, 蒋锐剑, 肖丹, 等. 磺丁基醚-β-环糊精/α-亚麻酸包合物的制备及性能研究［J］. 化学世界, 2014, 55(6):348-351.

［93］龚又明, 覃军, 邓广海, 等. 异甘草素羟丙基-β-环糊精包合物的透皮吸收研究［J］. 食品与药品, 2017, 19(4):291-294.

［94］李燕红, 童群义. 羟丙基-β-环糊精对烯丙菊酯的增溶作用及其包合物的表征［J］. 农药学学报, 2013, 15(1):103-108.

［95］巩卫琪, 穆宏磊, 郜海燕, 等. 香芹酚-β-环糊精包合物的制备及其抑菌效果［J］. 中国食品学报, 2015, 15(3):114-119.

［96］张光杰, 谷令彪, 周民生, 等. 角鲨烯/γ-环糊精包合物制备及分子模拟［J］. 食品科学, 2019, 40(20):28-33.

［97］李运涛, 郭宁, 沈文. 阿维菌素-β-环糊精包合物制备及工艺优化［J］. 陕西科技大学学报(自然科学版), 2014, 32(1):91-94.

［98］汪少峰, 王海翔, 王岁楼. 番茄红素-β环糊精包合物制备工艺的优化［J］. 食品工业, 2015, 36(9):61-65.

# 第6章 展 望

将天然药物分子与环糊精组建成新型的超分子体系,对改善天然药物本身溶解性、稳定性和生物利用度等缺陷有明显的效果,这也为天然药物分子能更好地应用于医药、制剂领域提供了新的科学依据。因而,近年来有关环糊精/天然药物超分子体系的研究报道仍在不断增加。

目前,随着环糊精超分子体系研究的不断深入,越来越多的天然药物与环糊精或其他的大环分子构建的超分子体系,在一定程度上改善了药物的溶解性、稳定性等一些缺陷。但是,一方面,主体分子环糊精并不能适用于所有的客体药物分子;另一方面,对环糊精等大环分子作为药物的载体的研究,涉及许多学科之间的交叉,还需进一步深入。

在今后的研究中,可进一步考虑构建环糊精/天然药物超分子体系的分子组装体,采用多步反应获得含有反应官能团的单取代环糊精,并将模型药物分子键接到环糊精衍生物上,并进一步研究组装体在生物利用度、药物释放速度、药代动力学和药物毒副作用等方面的性能。也可以构建环糊精/天然药物聚轮烷,将天然药物分子键接到聚轮烷的环糊精环上。